HIIT
燃脂训练手册

【日】冈田隆 著　　马娅楠 译

U0348721

人民邮电出版社
北　京

随着年龄的增长，
体能也开始在不知不觉中
走下坡路

——不可避免的衰老之路

现代社会，人们的日常生活中充斥着便捷。上下班有电梯，联系同事、客户使用邮件、短信，即使工作中出了什么差错，也不用像以往那样奔走于公司的各个部门之间。除了每天的长时间工作，如今甚至连短暂的休息时间也被形形色色的手机软件所占据，再也没了痛快挥洒汗水的机会，唯有每日拖着疲惫僵硬的身体久坐在办公桌前……

不仅如此，随处可见的超市更是让我们省去了做饭的烦恼，原本就不健康的生活习惯加上不规律的饮食，热量的摄取与消耗理所当然会出现失衡。随着人们生活的现代化与 IT 大潮的影响，患糖尿病、高血压、高血脂与肥胖等"死亡四重奏"疾病的人群数量也开始急速增长。

由于年龄的增长与运动不足，血管的柔韧性下降，再加上无时无刻不处于超负荷状态，长此以往则会造成血管壁受损、脆弱并逐渐加厚。若血液中的血糖及血脂成分偏高，更会减缓血流速度，甚至造成血管破裂。

心脏及血管疾病并无自觉症状，会在患者不知不觉中加重病情。如果要摆脱肥胖及亚健康，就必须尽快察觉出身体发出的不良信号，消灭致病的危险因素。

很多朋友可能都没有注意到，我们的身体其实是一种"消耗品"，而且关节和血管部位一旦发生病变，就无法再回到健康状态。因此可以说，适度的运动是为过度的身体损耗踩下刹车的唯一方法。

生活不规律已经令我们的身体变得逐渐脆弱。一个严峻的事实摆在我们面前——当今社会，需要护理的人群正在与日俱增，并逐渐呈现低龄化的趋势。（调研数据见第 3 页图表）

（本书所用热量单位为卡路里 Cal，1Cal=4.1859J）

HIIT
燃脂训练手册

【日】冈田隆 著　　马娅楠 译

人民邮电出版社

北 京

70% 的 20 岁以上的人 无运动习惯

收入与生活习惯等个人情况（20 周岁以上的日本男性）

	家庭年收入 <200 万日元		200 万~600 万日元		>600 万日元	
	人数	比例 / 平均	人数	比例 / 平均	人数	比例 / 平均
饮食习惯 谷物摄入量	423	535.1g	1623	520.9g	758	494.1g
蔬菜摄入量	423	253.6g	1623	288.5g	758	322.3g
肉类摄入量	423	101.7g	1623	111.0g	758	122.0g
运动 无运动习惯的人数 / 比例	267	**70.9%**	973	**68.0%**	393	**68.2%**
平均步数	384	6263	1537	7606	743	7592

数据来自 2014 年日本"国民健康与营养调查"结果

受调查者中出现最多的 5 种症状

正当壮年，血管和肌肉却面临衰老

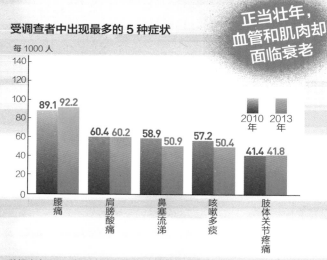

每 1000 人

- 腰痛：2010 年 89.1，2013 年 92.2
- 肩膀酸痛：2010 年 60.4，2013 年 60.2
- 鼻塞流涕：2010 年 58.9，2013 年 50.9
- 咳嗽多痰：2010 年 57.2，2013 年 50.4
- 肢体关节疼痛：2010 年 41.4，2013 年 41.8

数据来自 2013 年日本厚生劳动省发布的"国民生活基础调查概况"

医院受理的患者中最多的 5 种症状

脂肪堆积的血管逐渐脆弱不堪

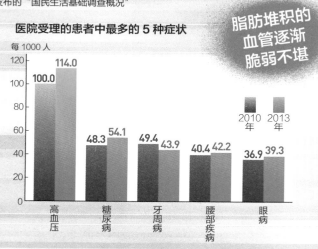

每 1000 人

- 高血压：2010 年 100.0，2013 年 114.0
- 糖尿病：2010 年 48.3，2013 年 54.1
- 牙周病：2010 年 49.4，2013 年 43.9
- 腰部疾病：2010 年 40.4，2013 年 42.2
- 眼病：2010 年 36.9，2013 年 39.3

数据来自 2013 年日本厚生劳动省发布的"国民生活基础调查概况"

"节食瘦身"
缘何危险

　　很遗憾，事实上几乎所有的人一过 20 岁，每年都会增加 1% 的脂肪。并且近年来 30 岁以上的日本男性中，每 3 人中就有 1 人的 BMI 指数（即身体质量指数，用体重"千克"数除以身高"米"数平方得出的数字，是目前国际上常用的衡量人体胖瘦程度以及是否健康的一个指标）达到 25 以上，属于肥胖状态；其中一半的人还患有伴随健康障碍的"肥胖症"。

　　我们不能否认，意识到健康危机并积极采取行动，不失为一个正确的做法。然而，如果以"没时间、太麻烦"为由选择极端的节食减肥方法，则实在太过轻率。例如，有的朋友早餐只吃一个苹果或一个煮鸡蛋，午餐也只用简单的荞麦面打发，晚餐则不摄入任何碳水化合物。采取这样的节食方法，想必开始时体重确实能一下子减掉不少，要是一时兴起再辅以腹肌运动，可能肚子上的赘肉一下子就平下去了。

　　然而，这种饮食习惯不可能伴随您的一生。体重的下降总有一天会停滞不前，这时的您不仅没了减肥的兴致，还要背负着不可以吃东西的精神压力。而且，仅仅依靠节食来减肥不仅会减掉脂肪，肌肉量也会急剧减少。消耗能量的肌肉减少了，能量的消耗也会降低，最终演变成"不燃烧脂肪的体质"，造成脂肪一味地堆积。

　　那么，现在非常流行的低碳水化合物饮食的效果又如何呢？用优质的蛋白质与低糖蔬菜取代廉价的米饭与面包，这不能不说是一种圆滑的置换方法。然而，对于节食前每顿都摄入足量米饭或面包的朋友来说，至少需要两人份的低糖食物才会有饱腹感；这么一来，虽然餐费不至于翻倍，但必须做好付出高昂成本的思想准备。此外，这个年龄段正好是由于结婚、买房等原因而支出较多的年纪，除非经济上足够宽裕，否则很难持续下去。"少吃就能瘦"的瘦身原则只适用于代谢旺盛的 20 多岁的人群，随着年龄的增长，不仅代谢减缓，体质也容易虚弱，这个年龄段的朋友想要甩掉脂肪、保持充沛的活力，就有必要探索新的瘦身方式。

（调研数据见第 5 页图表）

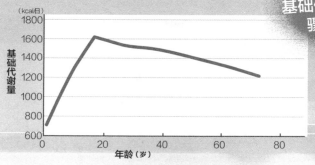

数据来自日本厚生劳动省"日本人营养所需量"

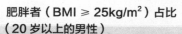

肥胖者（BMI ≥ 25kg/m²）占比（20 岁以上的男性）

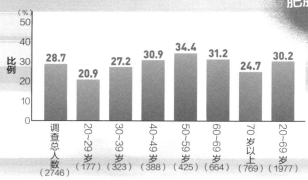

数据来自 2014 年日本"国民健康与营养调查"结果

以 32.9±1.5 岁的女性为对象，历时 8 周的减重干预实验

通过 HIIT 燃脂，
规划理想的
健身捷径

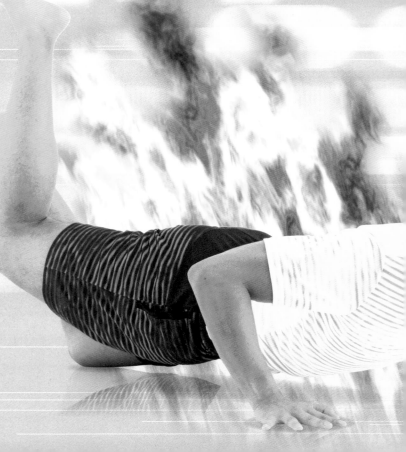

HIIT
High Intensity Interval Training

现代男性的身体正受到衰老与丑陋的双重折磨，而为这一人群提供救赎的最强训练方法正是"HIIT"。

当然，不论什么运动，有利就有弊。就拿有氧运动的代表——跑步来说，跑步可以说是最适合燃烧脂肪和提升体力的一项运动；如果能够进入状态，还能消除精神压力。但要养成跑步的习惯是十分辛苦的，而且如果对自己的身体没有足够的自信就很难走出家门，踏上跑步之旅。还有很重要的一点：跑步并不能选择增长肌肉的部位。然而肌肉训练则不同，在家训练让我们不必在意别人的目光，还能选择特定部位进行训练。不过，要通过肌肉训练燃烧脂肪，不仅需要长期坚持，而且"正确训练"更为困难。当然，肌肉训练也会对身体造成负担，如果准备运动不够，甚至有可能造成韧带及肌腱的拉伤。

而本书向大家介绍的 HIIT 训练能够将这些缺点控制在最小的范围，让大家可以同时享受有氧运动与肌肉训练的双重优势。通过间歇重复伸展运动与肌肉训练的动作，在提升能量消耗的同时还能培养肌肉的柔韧性与力量，达到一箭双雕的目的。对于没有时间健身、身体素质也比较虚弱的现代人来说，可谓最合适的健身方式。习惯之后，可以与有氧运动配合进行，或者在想要着重锻炼的部位集中进行 HIIT 训练，通过捷径实现理想的健身效果。

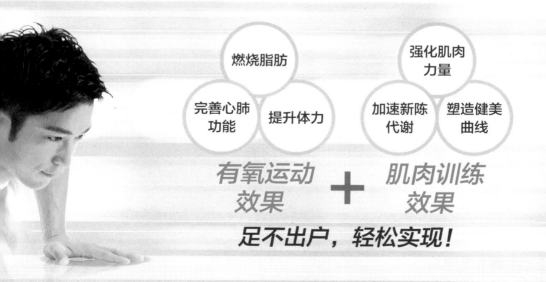

燃烧脂肪　强化肌肉力量

完善心肺功能　提升体力　加速新陈代谢　塑造健美曲线

有氧运动效果　＋　肌肉训练效果

足不出户，轻松实现！

最短健身路线！

HIIT 让您在不知不觉中最快收获理想体形

　　除此之外，说 HIIT 对于忙碌的现代人来说是最为合适的健身方法的另一个原因是，它能够在超短的时间内收获令人惊异的效果。

　　一般来说，HIIT 重复 8 种"20 秒全力运动与 10 秒间歇"的运动项目，通过 1~3 组动作高效提升心肺与肌肉功能。每组动作不到 4 分钟，而在这短短的 4 分钟内，能够消耗约 100 kcal 的热量。

　　读到这里，可能有的朋友会有疑问："只有 100 kcal 而已吗？"实验表明，HIIT 在训练结束后仍然能够保持高水平的脂肪燃烧率，可长时间持续将基础代谢量提升 20%。有报告证明，在 HIIT 运动后的 48 小时内，竟然可以轻松消耗将近 800 kcal 的热量；更有预测数据表明，运动 48 小时后仍能消耗至少 200 kcal 的热量。

　　HIIT 虽然只需几分钟的时间，但说实话，训练的后半部分确实比较辛苦。然而，比起用时较长且容易半途而废的肌肉力量及耐力训练，一鼓作气的强度训练更能压倒性地快速增强体力。

　　对于中老年朋友来说，肌肉训练会给身体的各方面带来积极影响。因此，希望大家不要抱着"已经不年轻了"或"反正都改变不了了"的陈旧观念而放弃，让我们一起通过每天不到 5 分钟的 HIIT 训练，一口气卸掉覆盖全身的"脂肪铠甲"吧！

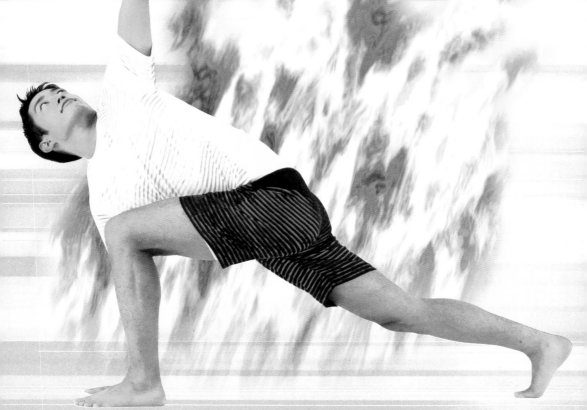

HIIT 运动时的热量消耗为肌肉训练和跑步的**2倍**！

通过 *1* 组 *4* 分钟的 *HIIT* 训练，可消耗 *100 kcal* 的热量，训练结束后还可净消耗 *1000 kcal* 热量

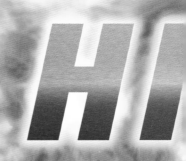

选择 HII

缓解肩膀酸痛
及腰痛 **1** ⋯⋯⋯⋯⋯⋯

纠正驼背等
不良姿势 **2** ⋯⋯⋯⋯⋯⋯

通过 HIIT 减脂，能够使血液循环流畅，因此除瘦身之外，很多其他优点也会随之而来。脂肪减少后，体态更加轻盈，不易疲劳。肌肉量的增加会减轻关节与韧带的负担，甚至还能纠正驼背及啤酒肚，轻松保持挺拔的身姿，相信整个人的精神状态也会自信不少。通过运动提升血流速度，会对血管的内皮细胞形成良好的刺激，使血管进行修复与生长，更加强壮。不仅如此，HIIT 还能改善大脑和心脏等心血管部位的健康，降低重大疾病的发病率。就连肩膀酸痛、腰痛和淤血的烦恼也能迎刃而解。

战胜代谢
综合征、运动
器官综合征 **3**

保持年轻与
活力 **4**

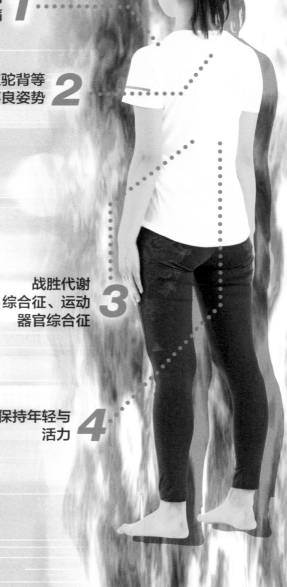

IT 的更多理由

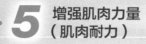

5 增强肌肉力量
（肌肉耐力）

6 提升全身耐力，
保持充沛精力

7
防止关节疼痛

对于 20~30 岁的朋友来说，想必最担心的还是肥胖，因为在这个年龄段，老了以后的问题似乎还遥不可及。确实，一部分幸运的年轻朋友虽然不运动、暴饮暴食却并不发胖，但请注意，这美好的表象下仍可能潜藏着危机。随着年龄的增加，酸痛可能会渐渐流窜到身体的各个部位，到那时，不要说肌肉训练，恐怕连低强度的慢跑都成问题，仅仅从家里走到停车场就大汗淋漓了。

每天让自己的身体保持最佳状态，这不仅是为了可以安心地在别人面前脱掉外套，更为我们指出了一条通往光辉未来的康庄大道，让我们不惧肥胖，不再担心自己有一个躺在床上的晚年。

17 CHAPTER 1

为何 HIIT 能甩掉脂肪

35 CHAPTER 2

唤醒身体，要活力不要虚弱

录

本书视频的观看方法

Step 1 拿出手机，打开微信"扫一扫"。　　**Step 2** 扫描书中的二维码。

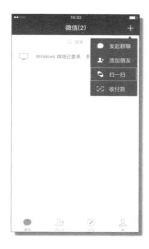

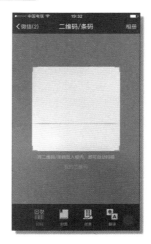

Step 3 如果您已经关注了"动动吧"微信公众号，会自动跳转到视频观看页面；如果您未关注，需要先关注"动动吧"，再用微信"扫一扫"进入观看页面。

如果您已经关注了"动动吧"，可直接进入视频播放页面

如果您未关注"动动吧"，请长按此二维码，识别并关注"动动吧"，重新用微信"扫一扫"扫描书中二维码，即可观看相应视频

（注意：本书所配视频只可在线观看，暂不提供下载服务；视频版权的有效期截至 2021 年 11 月，逾期将无法观看。）

为何HIIT能甩掉脂肪

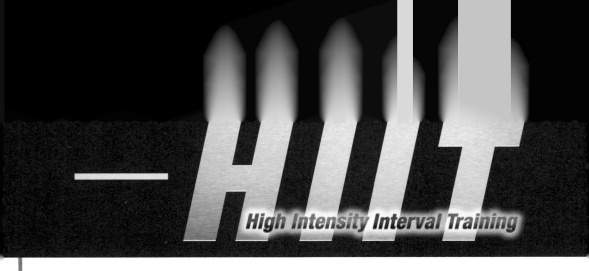

CHAPTER 1

HIIT
High Intensity Interval Training

　　HIIT（High Intensity Interval Training 的缩写），正如其名"High Intensity"（高强度）预示的那样，是一种高强度的训练方法。仅通过短时间的身体训练，即可迅速燃烧脂肪，有效改变虚弱体质。由于其主要在"强度区间"和"轻度区间"之间重复交替，因此还可以说是间歇训练法的升级版本。

　　目前在世界范围内非常流行的日本"TABATA 训练法"也是 HIIT 的一种。TABATA 训练法是一种分为 8 个部分的训练方法，每一部分由"20 秒的高强度运动"与"10 秒休息"构成。简而言之，就是"全力运动"后"稍事休息"，再尽可能多地重复这一过程。TABATA 训练法本来是为日本国家队的速滑运动员量身定制的一种训练方法，因其能够高效且爆发性地提升体力及肌肉力量而受到健身爱好者的关注，并以欧美为中心风靡世界。

　　HIIT 训练能够全方位优化体能，例如心肺功能、肌肉耐力及运动能力。其最大的特点在于，用户可以根据自己的具体需求进行个性化的 HIIT 训练。例如，对于运动员来说，可以选择高效提升心肺功能与肌肉耐力的 TABATA 训练方法；如果希望增加肌肉，可加入一些腰部肌肉或机械训练等高负荷的训练项目。

　　本书向大家介绍的 HIIT 不仅继承了 TABATA 训练法"20 秒运动、10 秒休息"的特点，还能在降低体脂、塑造身材的同时提升现代社会人群容易低下的肌肉及身体柔韧性。

　　每次 HIIT 训练仅需 4 分钟的时间，对于平常没有运动习惯以及急切想要甩脂减肥的朋友来说，HIIT 燃脂塑身是您的不二之选。

何谓有氧运动?

有氧运动通过消耗呼吸进身体中的氧气,分解储存在体内的大量脂肪作为能量,因此即使长时间锻炼也不难坚持。最具代表性的有氧运动即散步、慢跑以及慢速的游泳等。能够燃烧内脏脂肪、皮下脂肪,达到塑身效果,同时还可以提升心肺功能与体力,是一种非常依赖有氧能量的运动。

无氧运动通过较高强度的运动,将储存量低于脂肪的糖原与葡萄糖直接转化为能量,并且在此过程中不需要氧的参与。因此无氧运动可持续的时间较短。它是一种需要爆发力的运动,最具代表性的有短跑与肌肉训练等。无氧运动不仅能够提升力量,还可增加肌肉量,是一种非常依赖体内厌氧能量供给系统的运动。

何谓无氧运动?

※ 很多人认为有氧运动与无氧运动是完全不同的两种运动,然而,它们其实是同时进行的。只是在分类时,根据运动中参与氧元素的比率高低对二者进行区分。

2种 *HIIT*

HIIT 何谓 HIIT……

High Intensity Interval Training

HIIT 是一种间歇训练法,训练时重复数十秒至几分钟的高强度运动。
HIIT 的训练内容虽然并不固定,但一般持续时间为 4~30 分钟不等。
代表性的有 TABATA 训练法及 CrossFit 健身训练法等。

TABATA 训练法
High Intensity Intermittent Training

1997 年,日本国家速滑队教练入泽孝一尝试使用这种方法训练运动员。其后,田畑泉(姓氏"田畑"的发音即 TABATA)将其作为论文发表,因此得名。此后,"TABATA 训练法"风靡世界。

- 基本由 8 节组成,每节包括"20 秒高强度运动 +10 秒休息"。
- 提升心肺功能与肌肉耐力,使体力得到飞速提升。
- TABATA 训练法通过高强度训练实现高度的训练效果,因此对于一般人来说难度很大。

本书中 HIIT 训练法的特征

- "20 秒高强度运动 +10 秒变换位置"作为一节,每组基本由 8 节构成,每次进行 1~3 组。
- 所需时间为每组 4 分钟。
- 可达到燃烧脂肪与提升体力的目的,并可高效提升心肺功能与肌肉力量。

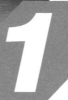
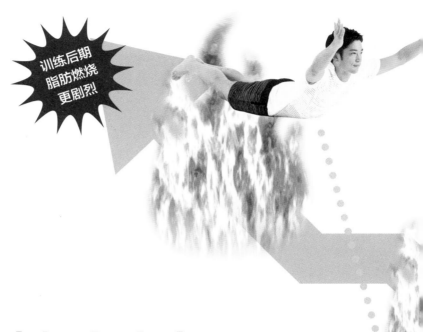

训练后期
脂肪燃烧
更剧烈

热量消耗为跑步及肌肉训练的

2倍以上

同时还能打开身体

"燃脂模式"开关

※ 生长激素，即为刺激骨头、肌肉部位等成长与合成的激素。
　在身体休息、睡眠时，或进行高难度训练等处于严酷环境时会加速分泌。

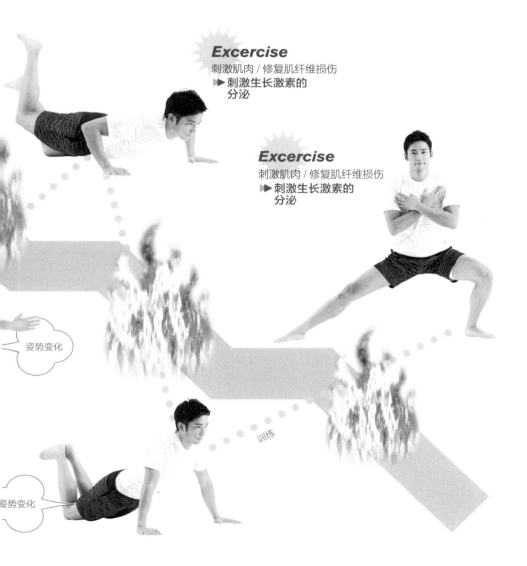

有氧运动的效果

燃烧脂肪
提升心肺功能

HIIT 不需任何器械的简单自重训练
在家即可轻松掌握

Excercise

刺激肌肉 / 修复肌纤维损伤

▶▶ **刺激生长激素的**
分泌

Excercise

刺激肌肉 / 修复肌纤维损伤

▶▶ **刺激生长激素的**
分泌

姿势变化

训练

姿势变化

促进分解脂肪的有效物质分泌
变身"坐着也能瘦"的燃脂体质

对于忙碌的现代人来说，如果要选择一种运动方式，那么最理想的想必是单人、对场地没有要求且事前准备工作又少的运动吧。跑步或者肌肉训练虽然是不错的选择，但 HIIT 训练中消耗的能量甚至比这二者更多。

如果一个体重 80 千克的人运动 10 分钟，慢跑的运动强度为 7 METs（MET 为能量代谢单位。每千克体重从事 1 分钟活动，消耗 3.5 毫升的氧气，这样的运动强度为 1MET），跑步为 8.3METs；使用体重（kg）× METs × 时间（0.17）× 系数（1.05）的公式计算，二者的能量消耗分别为 99.96 kcal 与 118.52 kcal。使用同样的方法计算肌肉训练的热量消耗为 85.68 kcal。而对于没有 MET 值 HIIT 训练法来说，10 分钟的训练即可实现约 200 kal 的热量消耗。也就是说，在同样的时间内，HIIT 消耗的热量可以达到跑步与肌肉训练的 2 倍以上。HIIT 在单位时间的脂肪燃烧率之高可见一斑，而这也正是 HIIT 成为"忙绿的现代人短时间健身的最佳选择"的原因。

看到这里，有的朋友也许会有疑问："短短 4 分钟的时间，真的可以达到燃脂效果吗？"

METs（梅脱）是什么？

所谓 METs，其实是一种表示身体活动强度的单位，为各种活动时的能量消耗与身体安静时能量消耗的比。例如，1METs 代表身体处于坐位状态，而 3METs 则代表一般速度的步行状态。简单来说，METs 值越大，运动也就越激烈。将 METs 值乘以体重（千克）、运动时间以及系数便可以计算出单位时间内的能量消耗总量。

如今仍有很多人对运动抱有一些误解，认为"持续运动20分钟后才开始消耗脂肪"。甚至有的朋友认为如果进行慢跑等有氧运动，若不持续20分钟以上就完全无效。但实际上这些传言不过是曲解了某篇论文中的一句话："脂肪与糖同时作为步行的能量来源，而在持续运动20分钟之后，脂肪的消耗量才超过糖。"也就是说，不论是什么运动，糖与脂肪在运动之初就开始同时消耗，只不过二者作为能量供给来源的比例发生了变化而已。

HIIT训练在一开始就逐渐将脂肪转化为能量，并且刺激生长激素以及去甲肾上腺素分泌，加速脂肪的燃烧。近年来，"线粒体"作为一个减肥的热词备受关注。在肌肉消耗糖类代谢物与脂肪、制造能量的过程中，线粒体可谓处于中枢地位。而HIIT训练恰恰能够增加线粒体的数量，使身体长时间保持燃脂模式。

运动时的能量来源

通过HIIT训练，仅需不到4分钟时间，即可迅速实现第❶项，并引导身体进入第❷项状态，高效燃烧脂肪！

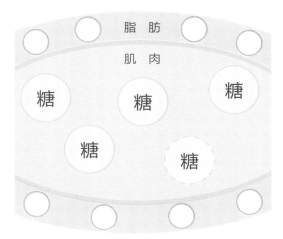

1 首先，优先消耗肌肉等部位中储存的糖。

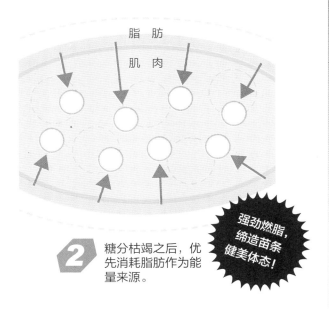

2 糖分枯竭之后，优先消耗脂肪作为能量来源。

强劲燃脂，缔造苗条健美体态！

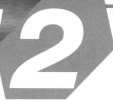

运动结束后，
仍可消耗热量
800 kcal 以上

即使在训练结束之后，HIIT 仍然能够长时间加速脂肪燃烧，持续消耗热量。这可以说是 HIIT 最大的魅力所在。

在 HIIT 训练结束后，为了补充肌肉内消耗掉的糖分，脂肪仍能够持续分解。这一反应就是"EPEE"（运动后过量热量消耗）。用一句话来总结 EPEE，那就是一种"运动结束之后仍能够继续燃脂的力量"。不仅如此，此时消耗的热量比平时更多。由于 EPEE 仅在强度较高的运动下才会升高，因此很遗憾，散步及慢跑都无法达到这种效果。如果您希望在训练结束后仍能保持有氧运动一般的热量消耗状态，那么比起长时间的散步或跑步，用 4 分钟的时间进行 HIIT 训练无疑是更高效的选择。

下面是一组关于 EPEE 的数据。有报告表明，肌肉训练之后，身体的基础代谢量能够提升约 20%；即使在训练结束后第二天和第三天，仅依靠 EPEE 就可消耗 800 kcal 以上的热量。

具体来说，在训练结束 17 个小时后，第二天早晨测量 EPEE 为 404 kcal，次日为 369 kcal（※1）。而并未计算的运动后 17 个小时之内，保守估计也可消耗 274 kcal 的热量，因此，仅运动之后就合计消耗了 1 047 kcal 的热量。即使

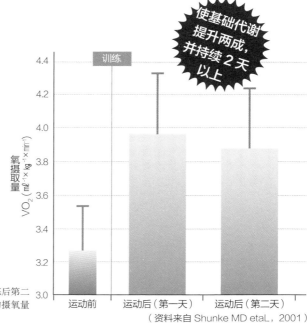

实验结果表明，与训练前一天相比，训练后第二天的摄氧量提升 21.2%，运动后第三天的摄氧量提升 19.3%。

（资料来自 Shunke MD etaL，2001）

按照 30~49 岁的日本男性 1 500~1 800 kcal 的基础代谢量来计算，也应当能够消耗 800~900 kcal 的热量。该实验证明，一定强度的训练可以提升 EPEE 的消耗量（※2）。因此，只要抓住 HIIT 达到训练要点，就能收获同样的燃脂效果。

两天或者三天进行一次 HIIT 训练，就能使身体保持比现在更高的基础代谢量，长期坚持即可变身半永久的脂肪燃烧体质。

EPEE 与 EPOC

EPOC（运动后过量氧耗）是计算 EPEE（运动后过量热量消耗）的依据。运动中的消耗能量，由运动中摄取的氧来决定，氧的消耗量越大，燃烧的热量也就越高。从运动结束后到氧的吸收量恢复到安静状态，这段时间消耗的氧量即为 EPOC。而在这一期间内，会出现类似有氧运动中脂肪燃烧的反应。

※1 该实验以 20~29 岁、平均体重为 83 千克的被实验者为对象。让被实验者以自己能承受的极限哑铃重量进行卧推、提铃至胸、深蹲以刺激大块肌肉，且连续进行 10 次，共 4 组，每组间隔休息 2 分钟（资料来自 Shunke MD etal，2001）。

※2 以 20~29 岁的男性为实验对象，观察其在高强度肌肉训练、低强度肌肉训练以及缓慢训练中的身体表现，在训练结束 38 小时后测量其 EPEE，均未发现 EPEE 有较大波动（资料来自向本等人于 2008 年发表的论文）。

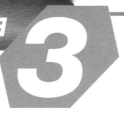

选择 *HIIT* 的理由

每天仅需 4 分钟，
高效塑造健美体态

"无氧运动"作为肌肉训练的代表，不仅能够高效增加肌肉量、提升肌肉耐力，同时还可以选择训练部位。

然而，肌肉训练以促使肌肉发达为主要训练目的，由于强度太大，不仅难以长时间坚持，而且为了动作到位还有必要进行适当的休息。在健身房进行肌肉训练的朋友们大多都会在几秒的锻炼后休息几分钟，休息时间要远远超过训练的时间，这导致燃脂效果并不明显。

那么跑步等有氧运动的效果又如何呢？其不仅有着可观的脂肪燃烧率，还可以提升体力及耐力。但是，有氧运动无法选择想要增加肌肉的部位。虽然确实可以削减多余的脂肪，可是跑步过

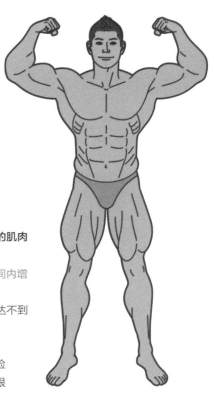

肌肉力量训练

这是一种高强度的无氧训练方式。通过使肌肉增加负担，破坏肌纤维，再刺激分泌生长激素等化学物质进行修复，使肌纤维肥大。该训练可以提升肌肉力量与耐力，主要的热量来源为肌肉及肝脏中储存的糖原以及血液中的葡萄糖。

以肌肉发达为目的的肌肉训练

○ 能够在最短的时间内增加肌肉量

▲ 若动作不到位则达不到效果

▲ 需要伸展运动

▲ 有肌肉拉伤的风险

▲ 热量消耗比较有限

程中数万次的蹬腿使腿部的运动量过大，容易导致小腿肚肌肉肥大、下半身肌肉发达而上半身苗条纤细。为了弥补这一缺点，可在长时间跑步的同时配合肌肉训练，但这更需要付出很多的时间与体力。

HIIT 训练法正是将这两者的优势汇聚一身，而且让您足不出户即可轻松甩脂减肥。

如果要对 HIIT 进行分类，那么可以说它是一种肌肉训练方式，因为它主要刺激大块肌肉。因此，它具备了肌肉训练的优势，能够促进生长激素的分泌，加速溶脂与强化肌肉训练效果。当然，也可以仅对重点部位进行集中训练。

在甩脂的同时塑造健美体形。HIIT 不仅将训练的代价、时间与体力压缩至最小，同时还将效果最大化，可谓一种"博采众长"训练方式。

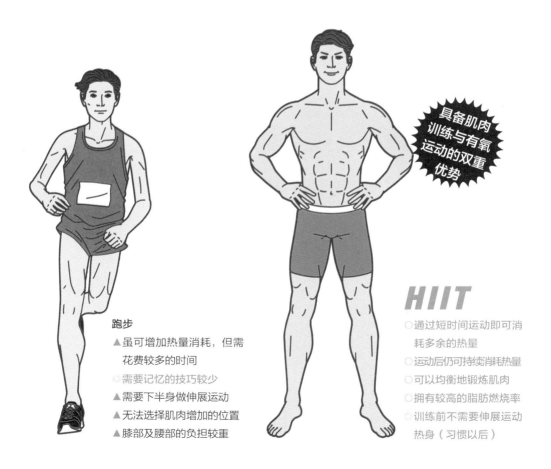

具备肌肉训练与有氧运动的双重优势

跑步
▲虽可增加热量消耗，但需花费较多的时间
◎需要记忆的技巧较少
▲需要下半身做伸展运动
▲无法选择肌肉增加的位置
▲膝部及腰部的负担较重

HIIT
◎通过短时间运动即可消耗多余的热量
◎运动后仍可持续消耗热量
◎可以均衡地锻炼肌肉
◎拥有较高的脂肪燃烧率
◎训练前不需要伸展运动热身（习惯以后）

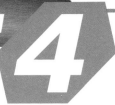

提高心肺功能，
缔造不易疲劳的活力体格

身体素质差的易疲劳人群？争分夺秒的竞速运动员？HIIT 都适合您

所谓心肺功能，指的是将血液输送至全身并摄取氧的能力。如果平时没有运动习惯，身体耐力与活力就会逐渐流失，导致一点轻微的活动都会感觉疲劳。不仅如此，一旦陷入恶性循环，疲劳会使人愈加讨厌运动，基础代谢进一步降低。这样一来，无法消耗的能量就以惊人的速度作为脂肪储存在身上，使身体越来越重……

然而，HIIT 训练恰恰能够高效地提升心肺功能。

肌肉发挥力量，使我们的身体能够活动起来。这一过程中所需的能量，就蕴含在血液中丰富的营养与氧中，而血液的输出来源就是心脏。也就是说，心肺功能受到心搏数、血液输出量以及肌肉中用来输送血液的毛细血管的数量的影响。在进行中高强度的运动时，肌肉中输送营养与氧的血液流量比轻度运动时更高。此外，进行有氧运动会使包围在肌纤维外面的毛细血管增加，肌肉可以吸收更多的氧。

血流量越大，被输送到肌肉的氧气也就越多，消耗的能量自然也就越多。反之，当肌肉感觉到有必要输送营养与氧时，就会增加毛细血管的数量。

现在，仅通过不到 5 分钟的运动就能提升心肺功能。本书向大家介绍的 HIIT 训练法通过调动大块肌肉来和缓地提升心搏数，虽然效果与 TABATA 那种剧烈的训练相比稍显逊色，但是随着训练的推进，会使体内的血管网络逐渐扩散，使您重拾体力、耐力与活力。

只要全身的耐力得到了提升，不仅爬几层楼梯就会面色苍白、气喘吁吁的尴尬能够很快成为过去，甚至还能燃起跑步和游泳的锻炼欲望，让身体焕发充沛的活力。

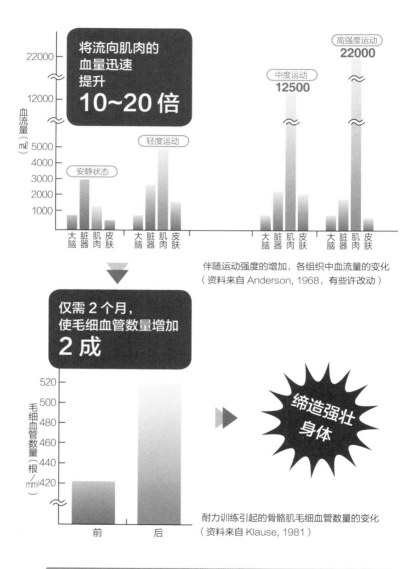

将流向肌肉的血量迅速提升 **10~20 倍**

高强度运动 **22000**

中度运动 **12500**

轻度运动

安静状态

血流量（㎖）

大脑 脏器 肌肉 皮肤　大脑 脏器 肌肉 皮肤　　　大脑 脏器 肌肉 皮肤　大脑 脏器 肌肉 皮肤

伴随运动强度的增加，各组织中血流量的变化
（资料来自 Anderson, 1968，有些许改动）

仅需 2 个月，使毛细血管数量增加 **2 成**

毛细血管数量（根／mm²）

前　　　后

缔造强壮身体

耐力训练引起的骨骼肌毛细血管数量的变化
（资料来自 Klause, 1981）

中高强度的运动更有利于锻炼出不易疲劳的体格

在身体处于安静状态时，流向肌肉的血液流量仅为全身血液的 20%，但在剧烈运动时极速增至 88%。通过 8 周的耐力训练，身体中的毛细血管数量约增加了 22%。如此一来，肌肉能够接受更多的氧气供给，心脏的每搏输出量也有所增加。

延缓内脏及骨骼衰老，为血管老化踩下急刹车

在每年一次的体检中，很多人有过这样的经历：体检后，医生说自己患上了"新陈代谢综合征"（下文简称代谢综合征），有肥胖倾向，甚至还有高血脂、糖尿病、动脉硬化或高血压的风险。然而，自己只能摸着肚皮尴尬地笑笑："是啊，最近新陈代谢确实有点问题。"话虽如此，却完全不知道该怎样调节新陈代谢。其实，现在这样的朋友并不在少数。

代谢综合征的病情即使发展至后期，也并无特别的不适症状，这就使罹患这一疾病的患者病情逐渐加重。即使医生给过一些生活和饮食习惯方面的建议，但由于没有不适症状引起的危机感，将医嘱付诸行动的人也是少之又少。当然，就在您认为代谢综合征不算大病的同时，自己的身体状态却因代谢紊乱而每况愈下，血管、心脏与肝脏等脏器的健康状态也在日趋恶化。代谢综合征一味恶化，轻则会使人由于大病或后遗症导致生活不能自理，重则心肌梗死或中风不期而至，甚至危及生命。

新陈代谢综合征

是一种脏器疾患。患者的内脏出现脂肪性肥大，并同时患有高血脂、高血糖（糖尿病）及高血压等至少两种以上的疾病。不正常的饮食习惯以及运动不足使血液中的胆固醇与中性脂肪含量过多，容易引起动脉硬化，并且导致出现心肌梗死、脑血栓的风险很高。

运动器官综合征

代表性的疾病为骨关节炎、骨质疏松、变形性椎关节强硬、椎管狭窄以及类风湿性关节炎等。因年龄增长造成的肌肉力量、耐力、平衡能力的低下会导致摔跌、骨折，甚至还是造成卧床不起以及老年痴呆的主要原因。

除了代谢综合征，老年期的"运动器官综合征"也是一个不容忽视的问题。运动器官综合征一般指由于年龄增长而导致的运动器官的衰弱或疾患。如今，很多人由于轻轻的跌倒磕碰就造成骨折，长时间卧床不起。现在，由此引起的养老问题及老年痴呆疾病等已经成为社会问题。

不论是代谢综合征还是运动器官综合征，只要在平时的生活中勤加运动，都是可以预防的。

通过运动促进血液循环、脂肪燃烧，可以有效降低高血脂以及心脑血管疾病的风险，还能够延缓因年龄增长引起的肌肉及体力衰弱。HIIT 训练每天仅需不到 5 分钟的时间，作为预防代谢综合征和运动器官综合征的方法，其效果有过之而无不及，何乐而不为呢？

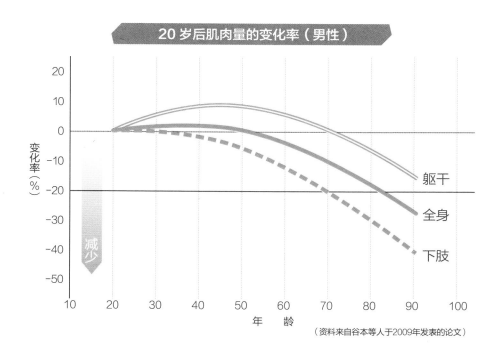

20 岁后肌肉量的变化率（男性）

躯干

全身

下肢

减少

变化率（%）

年　龄

（资料来自谷本等人于2009年发表的论文）

帮您实现理想体态的
HIIT
训练项目

　　本书介绍的 HIIT 训练项目，即使对于不经常运动、感觉自己体力低下甚至从来没有进过健身房的朋友来说，也能够很快上手。在主要燃烧脂肪、提升体力和活力的同时，还能够提升身体的柔韧性，缓解肩膀酸痛、腰痛等不适症状。训练之初可以放慢速度，降低动作幅度，习惯之后再逐渐提升速度与幅度。

　　HIIT 训练与其他的运动相比拥有一个压倒性优势，那就是每天仅需短短的 4 分钟就可以成功改造身体，这种优势为忙碌奔波而无暇运动的人带来了福音。当然，HIIT 主要为室内运动，也不需要事前准备。不论昼夜早晚，想做就可以付诸行动。

　　此外，本书对每个训练项目采取逐个击破的介绍方式，为读者们带来宛如游戏一般的运动体验。简单的动作带来不小的成就感，更成为您持之以恒的动力。配合附带的 DVD 视频进行训练，每组运动仅需 4 分钟时间。

　　不仅如此，习惯之后，各位朋友还可以根据自己的实际需要进行个性化的 HIIT 训练。

对于正在进行其他运动的朋友来说，HIIT 可以进一步放大您的运动效果。例如，长时间持续散步、跑步、游泳等有氧运动，身体已经习惯了这种刺激，导致运动中呼吸均匀、不易出汗，总有一丝不满足感；如果在有氧运动前先做一组 HIIT，就可以为身体带来新的刺激，更能提升燃脂效率。

习惯了训练动作之后，您可以尝试进行多组训练，也可以将自己喜欢的项目进行个性化改编。

下面就结合体力水平与训练目的，向大家介绍 HIIT 基本的训练项目。希望大家可以通过 HIIT 获得自己梦寐以求的理想体格。

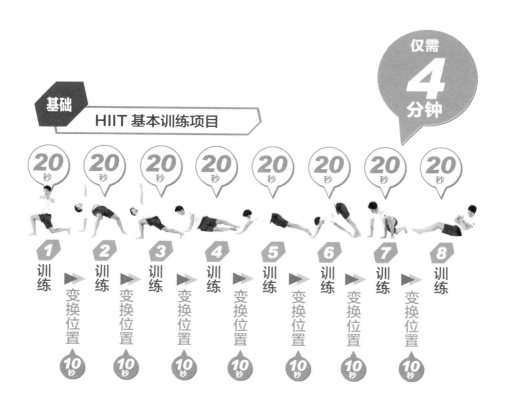

容易与困难两档项目分类

难度升级！高难度项目

 难度★ 加快动作速度，提升 20 秒内的动作次数

 难度★★ 增加动作种类或重复几组动作

1 个动作 **20秒**
+
变换位置 **10秒**
×

12~16 种动作或 **2~3** 组

 难度★★★ 延长每个动作的训练时间

1 个动作 **30秒**
+
变换位置 **10秒**
×

8~12 个动作

平时运动不足也能轻松掌握的难度项目

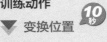 **容易** 2 种动作 × 重复 2 次 或 4 种动作 ×1 次即可结束

20秒 ➊ 训练动作 **10秒**
▼ 变换位置

20秒 ➋ 训练动作 **10秒**
▼ 变换位置

20秒 ➌ 训练动作 **10秒**
▼ 变换位置

20秒 ➍ 训练动作 **10秒**
▼ 变换位置

结束！

各项目目的分类

方案 1 加速脂肪燃烧

方案 2 全面提升肌肉力量、燃脂效率与柔韧性

方案 3 强化重点部位的肌肉力量，收紧肌肉线条

配合有氧运动 *HIIT* + 有氧运动	第 2 章 + 第 4 章	从所有项目中选择适合自己的肌肉训练方法

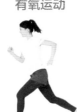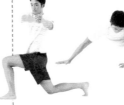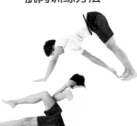

唤醒身体，
要活力不要虚弱

CHAPTER **2**

唤醒身体，要活力不要虚弱

"想要迅速甩掉脂肪，可是突然开始剧烈的运动却又怕负担太重……"很多情况下，脂肪都是在犹豫不决中被放任堆积的。对于已经感觉到身体僵硬，希望通过运动激发身体活力的朋友来说，HIIT 的出色效果绝不会令您失望。

在本章中，将向大家介绍一种实用的健身项目，它不仅能够恢复逐渐流失的肌肉力量与体能，同时还能锻炼身体的柔韧性。不仅如此，我们还将向大家介绍世界级运动员的热身运动，在保证效果的同时更兼顾实用性。

要在短时间内改变虚弱的体质，采取局部锻炼的方法不仅效率不高，而且收效甚微。由于局部训练容易造成疲劳和伤痛，要做到持之以恒也是难上加难。因此，我们精选了几个多部位训练方式供您选择。

多个部位同时进行运动，可以有效促进全身血液循环，还能缓解肌肉疼痛与机体运动不协调的症状。例如，长时间伏案工作或运动不足，容易造成肌肉僵硬无力，柔韧性与血液流动速度也会降低。消除造成腰酸背痛的原因，自然也能预防因不良生活习惯造

温和唤醒身体
告别迟钝僵硬

成的疾病。

　　严格来说，蜥蜴爬行 & 蜘蛛爬行训练并不属于高强度训练。然而，由于它们不给特定的身体部位增加负担，即使身体素质相对较弱的人也可以轻松驾驭，并且非常有效。与此同时，还可以通过训练缓解身体僵硬，扩大主要关节的可活动范围。接下来的 HIIT 基础训练进一步提升对上半身、背部、腹部以及大块肌肉部位的训练效果，加速热量的消耗。只需以每周两次的频率进行训练，即可迅速掌握要领，切实感受到体力及肌肉力量的提升。

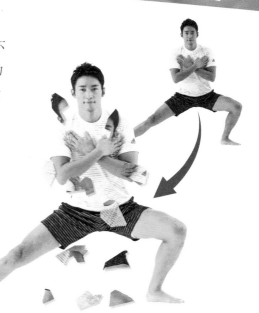

恢复充沛体力

第一步从这里开始
专为厌倦繁琐的您量身定制

蜥蜴 & 蜘蛛
爬行训练

蜥蜴爬行训练主要刺激身体的正面、脊柱以及股关节周围，而蜘蛛爬行训练则以肩胛骨及肩关节为中心，刺激身体的背部。仅靠这两项运动就可以轻松活动容易僵硬的身体关节，带动全身肌肉，可谓非常实用。特别是模仿爬虫类动作的蜥蜴爬行训练，其特征在于身体的顶梁柱——脊柱的侧屈运动，这同样也是动作的要点。对容易造成腰部及肩部疼痛的背部、容易堆积脂肪的腰部同时进行刺激，伸展效果优异，还适合搭配本书中的其他 HIIT 项目一同训练。

对于身体比较僵硬的朋友来说，动作的实施上可能存在一些困难。当然，训练之初可以量力而行。您会发现在不知不觉中，自己的身体柔韧性不断得到锻炼，肌肉力量也随之更上一层楼。

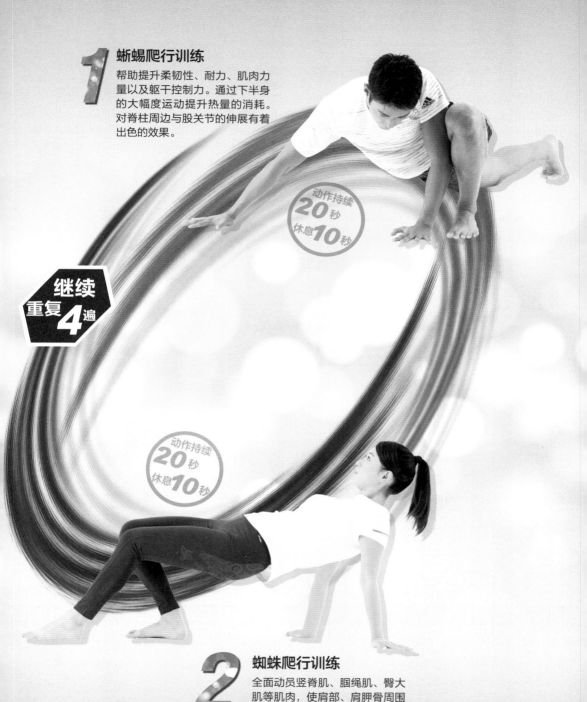

1 蜥蜴爬行训练

帮助提升柔韧性、耐力、肌肉力量以及躯干控制力。通过下半身的大幅度运动提升热量的消耗。对脊柱周边与股关节的伸展有着出色的效果。

继续
重复 **4** 遍

动作持续
20 秒
休息 **10** 秒

动作持续
20 秒
休息 **10** 秒

2 蜘蛛爬行训练

全面动员竖脊肌、腘绳肌、臀大肌等肌肉，使肩部、肩胛骨周围区域灵活如初，缓解肩颈部位的僵硬酸痛。

蜥蜴爬行训练能够同时锻炼耐力、肌肉力量以及对身体的控制力。

它对于股关节的伸展效果非常出色，其特征在于前进过程中身体位置较低、宛如蜥蜴。由于需要支撑身体前部，因此对于胸大肌、腹直肌以及肩胛骨周围的前锯肌、下半身的股四头肌（特别是大腿直肌）、髂腰肌的作用明显，能够切实有效地提高热量消耗。不仅如此，由于每一步的活动范围较大，还能够有效刺激下半身的大块肌肉，加快血液循环与心跳，甩掉脂肪赘肉。

蜥蜴爬行训练可以大幅度运动颈椎部位，缓解由于运动量不足及驼背、长期伏案工作造成的肌肉僵硬，因此在缓解肩部酸痛及腰痛方面也十分有效。

能够以该动作持续前进当然最为理想，若实行上有困难，可以重复前进与后退动作，几步为一组循序渐进。

蜥蜴爬行训练

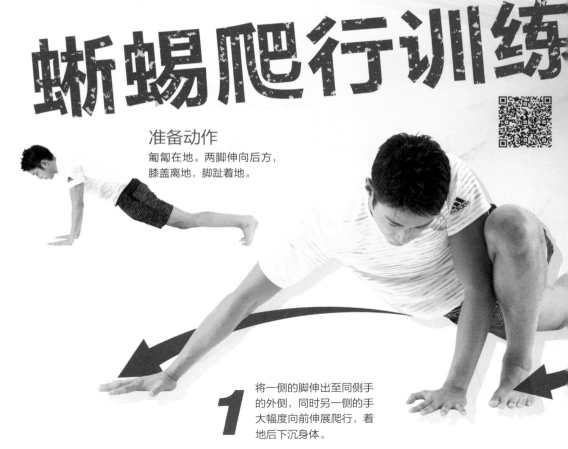

准备动作
匍匐在地。两脚伸向后方，膝盖离地，脚趾着地。

1 将一侧的脚伸出至同侧手的外侧，同时另一侧的手大幅度向前伸展爬行，着地后下沉身体。

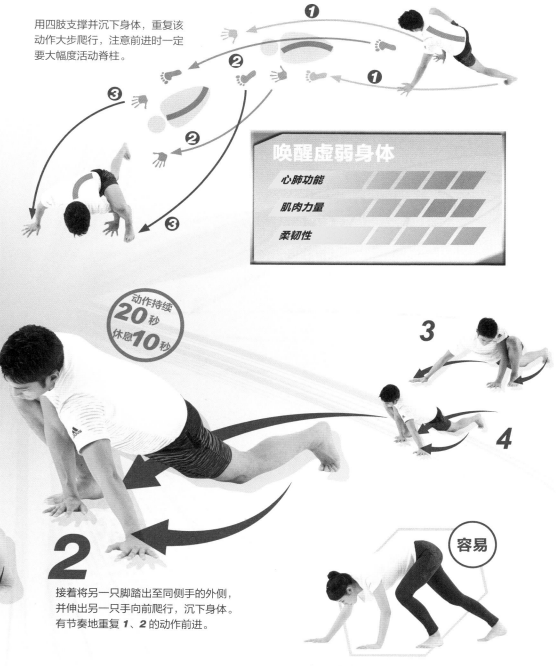

用四肢支撑并沉下身体，重复该
动作大步爬行，注意前进时一定
要大幅度活动脊柱。

唤醒虚弱身体

心肺功能

肌肉力量

柔韧性

动作持续
20秒
休息**10**秒

3

4

2

接着将另一只脚踏出至同侧手的外侧，
并伸出另一只手向前爬行，沉下身体。
有节奏地重复 *1*、*2* 的动作前进。

容易

对于股关节僵硬的朋友来说，沉下身体相
对困难。但只要稍稍提高臀部，即使肌肉
和柔韧性欠佳也能轻松搞定。

下一个动作

　　蜘蛛爬行训练能够全面调动身体背部的肌肉，如竖脊肌、腘绳肌以及臀部的臀大肌等。如果您已经发觉自己运动不足或体力低下，那么仅依靠这个动作，您就可以感觉到运动对身体多处肌肉的刺激。

　　不仅如此，蜘蛛爬行训练中手臂位于身体背后，这一动作在日常生活中几乎不会用到，因此还可对肩部及肩胛骨部位形成刺激。现代人在生活中由于长时间操作电脑，或由于运动量过少，身体长时间保持一个姿势，这个部位也极容易僵硬。但只要坚持蜘蛛爬行训练，既可以使肩关节与肩胛骨灵活如初，还能缓解颈部及肩部僵硬。

蜘蛛爬行训练

准备动作
坐在地板上，膝盖弯曲。之后将双手支撑于肩部下方，抬起臀部，直至膝盖与胸部处于水平位置。

向脚尖方向前进，将一只手与另一侧的脚同时迈出。

1

肩关节以及肩胛骨的柔韧性改善后，蜘蛛爬行训练也就更加容易。建议朋友们在训练初期可以稍稍放低腰部，循序渐进。

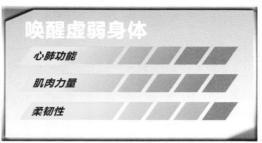

唤醒虚弱身体

心肺功能					
肌肉力量					
柔韧性					

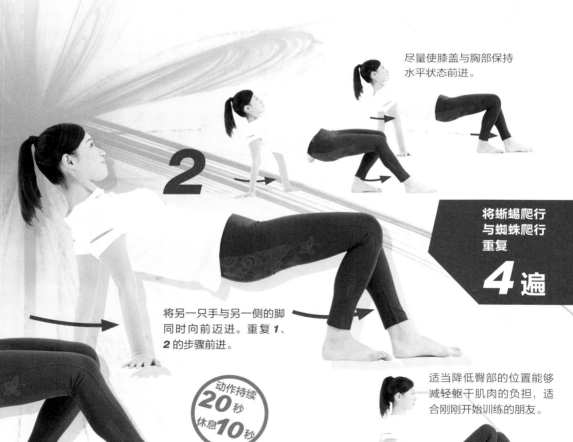

尽量使膝盖与胸部保持水平状态前进。

2

将蜥蜴爬行与蜘蛛爬行重复 **4** 遍

将另一只手与另一侧的脚同时向前迈进。重复 **1**、**2** 的步骤前进。

动作持续 **20** 秒
休息 **10** 秒

适当降低臀部的位置能够减轻躯干肌肉的负担，适合刚刚开始训练的朋友。

容易

结束

迅速改变虚弱体质的
HIIT
基础训练

在这一节中，我们为大家精选了几种容易上手的训练方式，帮助您在短时间内强化身体素质。对于体力及肌肉力量较弱的朋友来说，如果贸然采取高强度运动，不仅容易对身体造成伤害，而且训练后随之而来的疲劳更会影响持之以恒。因此，这一节我们向大家介绍的训练动作顺序均为下半身→身体正面→身体背面→上半身，使一度活动过的肌肉可以得到充分休息。如果您的身体较为僵硬，要一下子追求动作到位也许有些困难。因此训练之初可以先采取小幅度的动作，温和刺激肌肉，直至身体习惯后再步入正轨。建议大家在两组蜥蜴 & 蜘蛛爬行训练之间进行这 4 项训练。

动作持续 **20**秒 休息**10**秒

动作持续 **20**秒 休息**10**秒

屈蹲平移
腰部下沉，深蹲的同时左右平移并变换方向。由于该训练全程几乎都需要腿部力量的支撑，因此能够从多角度刺激下半身肌肉。

俯卧撑抬腿
俯卧撑抬腿是在一般俯卧撑的基础上发展出的一种运动，以胸部为中心，兼刺激臂部肌肉。在锻炼胸大肌的同时还能放松背部的肩胛骨部位，对躯干也有良好的锻炼效果。

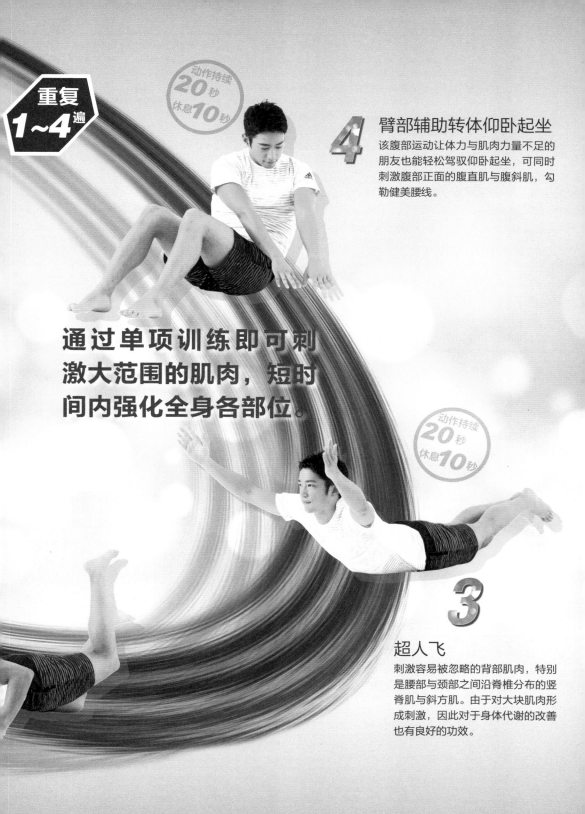

重复
1~4遍

动作持续
20秒
休息10秒

4 臂部辅助转体仰卧起坐

该腹部运动让体力与肌肉力量不足的朋友也能轻松驾驭仰卧起坐，可同时刺激腹部正面的腹直肌与腹斜肌，勾勒健美腰线。

通过单项训练即可刺激大范围的肌肉，短时间内强化全身各部位。

动作持续
20秒
休息10秒

3

超人飞

刺激容易被忽略的背部肌肉，特别是腰部与颈部之间沿脊椎分布的竖脊肌与斜方肌。由于对大块肌肉形成刺激，因此对于身体代谢的改善也有良好的功效。

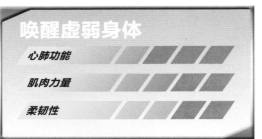

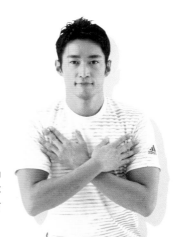

唤醒虚弱身体

- 心肺功能
- 肌肉力量
- 柔韧性

沉下腰部，高度以腿部完全伸展为佳，随后保持腰部高度不变，左右平移上半身。平移方向与伸腿方向相反。

1

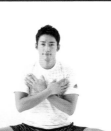

准备动作
大幅度张开双腿，沉下腰部，直至大腿与地面平行。双手交叉于胸前。

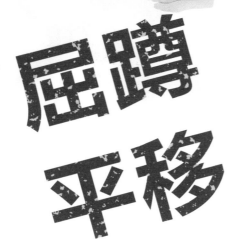

屈蹲平移

　　一般的屈蹲练习基本均为上下方向动作。但腰部频繁恢复初始位置，容易造成腿部的力量训练不足。而屈蹲平移练习的一大特点就在于腰部始终保持屈蹲位置左右平移，全程都需要腿部的肌肉力量提供支持，因此虽然动作难度较大，但单位时间内的运动效率极其可观。

　　保持腰部屈蹲高度进行运动，能够多角度刺激臀大肌、闭壳肌、股四头肌、腘绳肌与下半身肌肉，是一种不会造成拉伤却又能提升体能的训练。

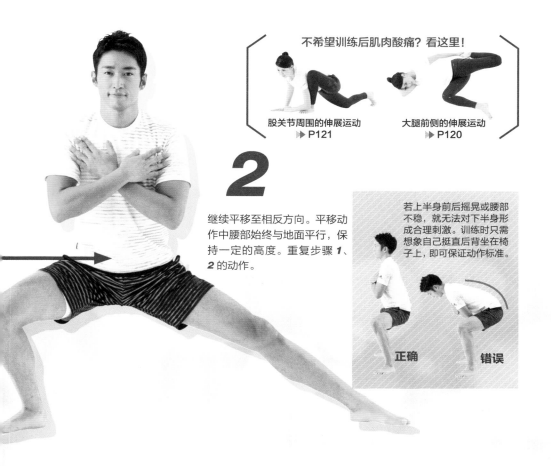

不希望训练后肌肉酸痛？看这里！

股关节周围的伸展运动
▶ P121

大腿前侧的伸展运动
▶ P120

2

继续平移至相反方向。平移动作中腰部始终与地面平行，保持一定的高度。重复步骤 1、2 的动作。

若上半身前后摇晃或腰部不稳，就无法对下半身形成合理刺激。训练时只需想象自己挺直后背坐在椅子上，即可保证动作标准。

正确　　错误

对于股关节较为僵硬的朋友来说，也许训练之初的腰部下沉程度不够。不过，这项训练本身就有伸展效果，只要量力而行，就一定能逐渐掌握动作要领。

在正式开始训练之前，建议大家尝试一下准备运动。只需稍稍沉下腰部，保持这一动作 15~20 秒即可。

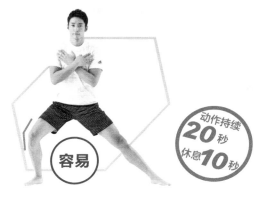

容易

动作持续
20秒
休息
10秒

稍稍减少腿部的弯曲角度，可以有效减少下半身的负荷。

下一个动作

俯卧撑抬腿

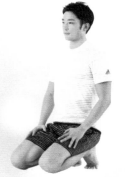

准备动作

双腿并拢，跪坐在地。脚趾趾腹触地，将臀部置于脚后跟上。

1 身体倒向前方，双手自肩部下方触地支撑身体。屈膝，使大腿与胸部保持一条直线。

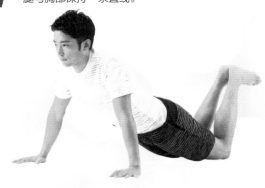

困难

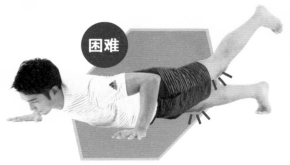

膝盖悬空，轮流抬起左右双脚，同时进行俯卧撑。

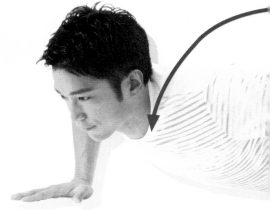

2 呼气的同时降低上半身高度至几乎与地面接触。同时，单腿抬高并屈膝。恢复1的状态，换另一只脚。双腿轮流且有节奏地练习。

　　提到锻炼胸大肌的代表性训练，想必就是仰面向上、双手举起杠铃的卧推训练了。然而在卧推训练中，尽管胸大肌需要承受很大的负荷，但躯干及肩胛骨附近的肌肉却处于休息状态。

　　与之相比，如果采用俯卧撑姿势进行训练，则能收到比卧推更全面的训练效果。

　　首先，只需保持正确的姿势，就可以对胸大肌、胸小肌、斜方肌、前锯肌等肩胛骨周围以及躯干的肌肉施加负荷，同时锻炼多处部位。如果通过抬腿提高动作难度，还能刺激臀部肌肉。

　　刚开始训练时腰部容易下沉，也许要坚持一段时间才能确保动作到位。建议大家在训练时注意让腹部及背部肌肉参与进来。

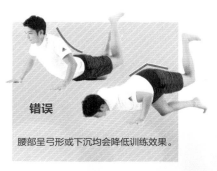

错误

腰部呈弓形或下沉均会降低训练效果。

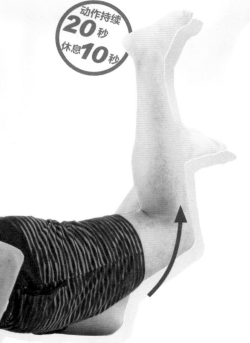

动作持续
20秒
休息10秒

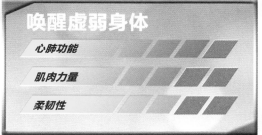

唤醒虚弱身体

心肺功能

肌肉力量

柔韧性

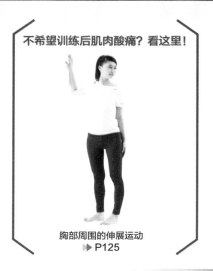

不希望训练后肌肉酸痛？看这里！

胸部周围的伸展运动
▶P125

下一个动作

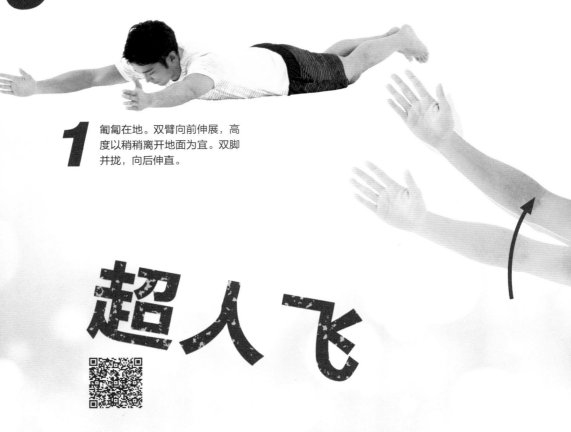

1

匍匐在地。双臂向前伸展，高度以稍稍离开地面为宜。双脚并拢，向后伸直。

超人飞

在超人飞训练中，身体的弯曲方向与我们日常的弯腰方向相反，因此可以刺激腰部与颈部之间分布的深层肌肉。主要作用部位为竖脊肌与斜方肌，通过刺激这些上半身的大块肌肉，还可改善身体代谢状况。

建议大家在训练中弯曲身体的同时，慢慢抬高手臂与双腿。利用反作用力轮流进行抬腿与抬臂动作，看似轻松，但腰部的运动幅度过大，容易伤害腰椎。

要保证良好的训练效果，重点在于保持双臂位置在耳朵旁边。由于超人飞的动作幅度不大，若肩胛骨周围肌肉的柔韧性不足，效果更是有限。因此，建议训练中双臂张开的角度不要过大。

很多朋友受到肩胛骨周围肌肉僵硬的困扰，此时可以先进行一组肩关节的伸展运动（参见第 124 页）。而感觉自己驼背、胸部无法打开的朋友，可以配合胸部伸展运动（参见第 125 页），可以帮助我们让动作更加灵活。

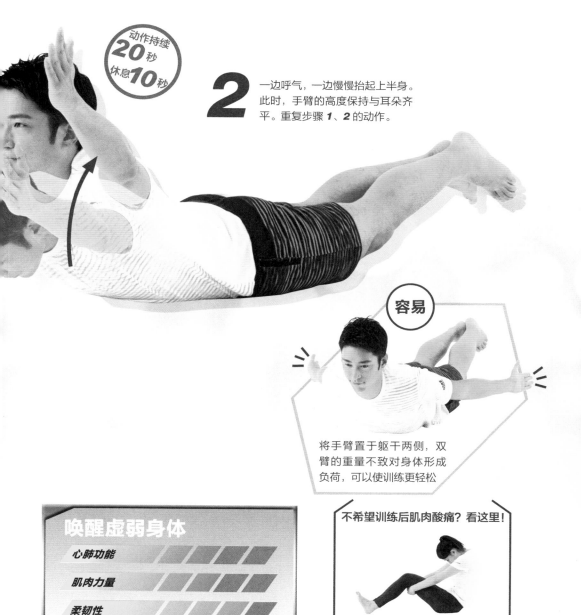

动作持续 **20** 秒
休息 **10** 秒

2 一边呼气，一边慢慢抬起上半身。此时，手臂的高度保持与耳朵齐平。重复步骤 **1**、**2** 的动作。

容易

将手臂置于躯干两侧，双臂的重量不致对身体形成负荷，可以使训练更轻松

唤醒虚弱身体

心肺功能

肌肉力量

柔韧性

不希望训练后肌肉酸痛？看这里！

背部肌肉伸展运动 ▶ P122

下一个动作

51

仰卧起坐 臂部辅助转体

可以在刺激腹部正面腹直肌的同时，兼顾腹斜肌，帮助塑造健美腰线。双臂的重量与轻微的反作用力辅助使体力不够的朋友也能够轻易完成仰卧起坐，驾驭经典的腹部肌肉运动。

但是希望大家注意，在这项训练中，双臂的作用不过是为了"诱导"上半身。如果借由手臂的反作用力猛地起身，则无法有效地刺激腹部肌肉。因此在训练中，务必要使腹部积蓄力量，弯曲后背，慢慢抬起上半身。即使回到初始位置后，也不要放松腹部肌肉，这样才可以收到完美的训练效果。如果抬起上半身时有困难，可以使用重物固定一下脚部。

除背部伸展运动之外，建议有腰痛困扰的朋友们在训练前进行腹部、侧腹部的伸展运动（参见第 122~123 页）。如果经过热身，但训练结束仍有腰痛症状，说明您的腰部疾病已经需要咨询专业医师了。

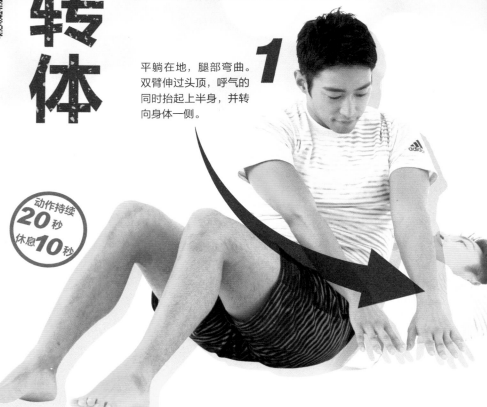

平躺在地，腿部弯曲。双臂伸过头顶，呼气的同时抬起上半身，并转向身体一侧。

1

动作持续 **20**秒
休息 **10**秒

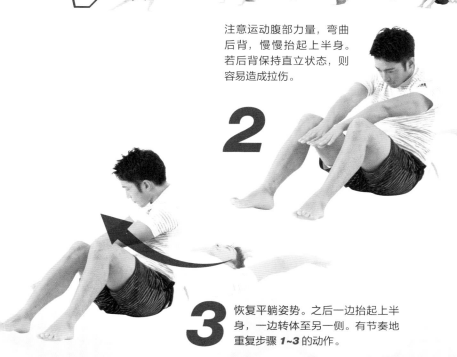

2 注意运动腹部力量，弯曲后背，慢慢抬起上半身。若后背保持直立状态，则容易造成拉伤。

3 恢复平躺姿势。之后一边抬起上半身，一边转体至另一侧。有节奏地重复步骤 **1~3** 的动作。

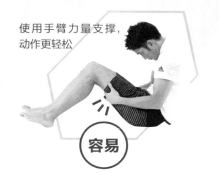
使用手臂力量支撑，动作更轻松

容易

唤醒虚弱身体

心肺功能

肌肉力量

柔韧性

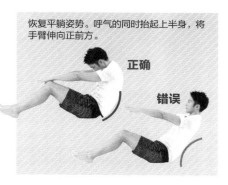
恢复平躺姿势。呼气的同时抬起上半身，将手臂伸向正前方。

正确

错误

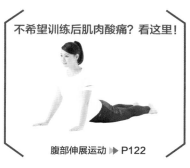
不希望训练后肌肉酸痛？看这里！

腹部伸展运动 ▶ P122

结束

TABATA 是一种源自日本的 HIIT 训练方法，凭借其独特优势在专业运动员以及健身界卷起一场世界范围的健身狂潮。从专业的健身人士到业余爱好者，TABATA 的热衷者们不断在 TABATA 的理论基础上精心设计出多样的 HIIT 训练。只需在视频网站上搜索 "TABATA 训练法"，您会发现 TABATA 已经成为了一种世界性现象。

TABATA 训练法的特点在于它由 8 部分构成，每一部分均包括 20 秒高强度运动（High Intensity）与 10 秒休息（Intermittent），能够有效提升心肺功能与无氧能量，使身体耐力取得飞跃性提升。每周训练 5 天，持续 6 周后，有氧耐力（长时间进行有氧供能的工作能力）可提升约 13.2%，无氧耐力（缺氧状态下，长时间对肌肉收缩供能的工作能力）可提升约 28%。这种体能的提升速度绝对不容小觑。

作为奥运会参赛者及专业运动员的训练项目，TABATA 的这些优异效果似乎理所应当。然而实际上，如果不在专业健身教练的指导下，很难真正发挥 TABATA 的全部优势。因为 TABATA 的训练负荷设定在有氧运动最大耗氧量的上限 170%，因此即便是专业的运动员，也有必要由专业教练进行指导，很难一个人实施。

除此之外，TABATA 还有一个优势——不论从事什么运动，TABATA 都可以让您急速提升体力。笔者担任日本柔道国家队教练时，一旦有大型比赛，就会在约一个月前将 TABATA 加入集训内容，每周进行 4 次训练。事实证明，TABATA 训练前后，运动员的体能差异一目了然，让人不得不对 TABATA 的卓越效果叹为观止。

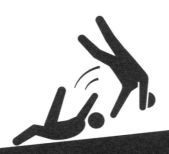

脂肪堆积的原因与消耗原理

3

为何
脂肪
总是不期而至

　　"脂肪"总是人们避之唯恐不及的存在，可它却存在于我们身体的所有部位，如躯干、四肢以及大脑，甚至肠、肝脏等脏器内部及周边位置。脂肪会遵循着遗传基因的设计堆积在相应的位置，既有可能在指尖，也有可能在脏器周边。它可能分布在身体的任何一个角落，不论这个部位是不是容易堆积脂肪。当我们身体表面的脂肪量增多后，活动不便、易疲劳等不适也就随之而来，甚至有可能患上代谢综合征和运动器官综合征，不仅影响形象，更危害健康。那么，为什么恼人的脂肪会如此容易堆积在身体中呢？

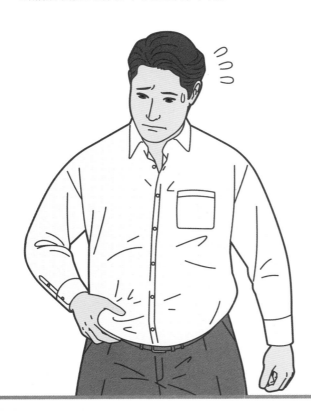

数百万年的人类历史，同时也是一场与饥饿的斗争史。40~50 年前，日本刚刚进入了"饱食时代"。不过我们现在的身体仍然具备对抗饥饿的能力，因此还承担着储藏能量的重任，会将暂时不用的能量作为脂肪储存起来，以便应对猝不及防的危机。

　　在当代社会，我们经常将这种储藏能量的机制视为多余，但其强大程度却是压倒性的。糖虽然可以跟脂肪一样作为能量来源储存在身体内，而且肌肉量越大，可储存的量也就越多，但基本都在 400g 左右，也就是说身体中的糖最多储存 1 600 kcal 的能量。然而，如果体内储存了 15 kg 的脂肪，其释放出的能量可以达到惊人的 14.1 万 kcal。这些能量相当于跑全程马拉松 47 次，如此巨大的能量可不是那么轻易能消耗掉的。

　　不仅如此，随着交通以及电子通信网络的发达，在"身未动、心已远"的现代社会，就连我们日常饮食摄入的能量都很难完全消耗，更别说脂肪细胞内部储存的能量了。如果既没有运动习惯，食物摄入又过多，多余的能量就会源源不断地储存在身体内。如此一来，肥胖只是时间的问题。

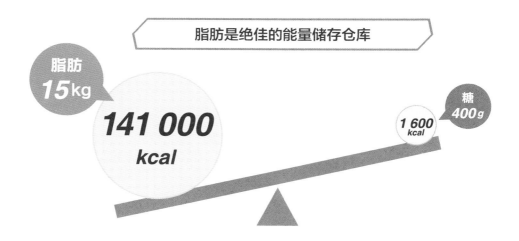

脂肪是绝佳的能量储存仓库

脂肪 15kg　141 000 kcal

糖 400g　1 600 kcal

脂肪以加速度堆积，同样以加速度消耗

膨胀到一定程度的脂肪细胞会偷偷增殖

在这里，我们再进一步谈谈脂肪堆积的详细过程。

我们摄入的食物在消化器官内被消化分解，其营养成分与氧一起经由血液被输送至全身，成为身体组织以及荷尔蒙的原料，或者作为肌肉活动的能量来源。

除了肌肉，脂肪也不会放过这些能量。在脂肪细胞这个绝佳的储存仓库内，没有使用的多余能量就会作为中性脂肪被储存下来，以便肌肉以及脏器中的糖分不足时，再分解并作为能量消耗掉。然而，只要糖的含量还足够使用，这些能量就会不断被储存起来。这就是很多朋友突然有一天发现自己常用的那条皮带变紧了的原因。

可怕的是，脂肪细胞在膨胀至极限后，会进一步跨入"增殖"阶段。例如，我们的身体内最初有9个脂肪细胞，它们在膨胀至极限后，会逐渐增加数量。一旦"容器"增多了，可以储存的能量自然也就更多了。因此，如果您还在对自己轻微的发胖一笑置之，放任脂肪细胞的增殖，终究有一天会发现自己在肥胖这条路上越走越远。

除此之外，随着年龄增长，这种恼人的发胖机制还会加速工作。

这其中的一个原因就是运动不足。一般来说，日本的高中阶段每周都会安排几节体育课，而高中毕业后，运动量就会明显下降。很多人在步入社会后，需要长时间在办公桌前久坐，如此便会导致运动量进一步下降。那么，第二个原因是什么呢？进入 20 岁后，肌肉量开始逐渐减少。支配白肌细胞的神经会随着年龄增长逐渐死亡，特别是下半身的肌肉量会面临急剧减少。想必有很多朋友都有过这样的体验吧？稍稍跑步锻炼一会儿就会觉得自己的体力不支，这就是下半身肌肉减少的表现。肌肉量越少，就越容易疲劳。而反过来，运动疲劳又会使运动量减少，陷入恶性循环。

如果进入 20 岁后体重增加了 10%，那么除了脂肪增加，甚至可能有更加严重的健康问题。如果置之不理，会导致脏器逐渐脆弱，身体容易酸痛，严重者甚至连走路都成问题。

脂肪就是这样增殖的！

储存了中性脂肪的脂肪细胞

脂肪细胞膨胀至极限后，"容器"就会增加

为了储存更多的能量，新"容器"不断增大，"容器"数量也逐渐增加。

加速脂肪燃烧，养成吃不胖的生活模式

脂肪的堆积势不可挡，可事实上，甩脂时也是一样。

脂肪减少，肌肉量增多之后，每日的能量消耗就会实实在在地上升。虽然这一数值并不庞大，但实际效果却绝对值得期待。

肌肉量增加，同时意味着供给能量的脏器功能也得到了改善，对血液量的要求更高，这样一来，血管状况也能得到改良。因此，全身的健康状况都会全面提升。一旦基础代谢提高了，能量消耗增加，将体脂作为能量来源的力量也就水涨船高。像 HIIT 这样的高强度运动能够增加并激活肌肉细胞内的线粒体，进一步促进能量消耗，剧烈加速脂肪燃烧。因此，由于年龄增加、运动不足等原因造成的神经细胞坏死、白肌退化也能够有效改善。

不仅如此，脂肪减少，肌肉量增多后，身体会更加轻便灵巧，便于活动。日常生活更加轻松，不仅走路速度快了，爬楼梯也不再气喘吁吁。疲劳感不见了，运动量自然也就上去了。

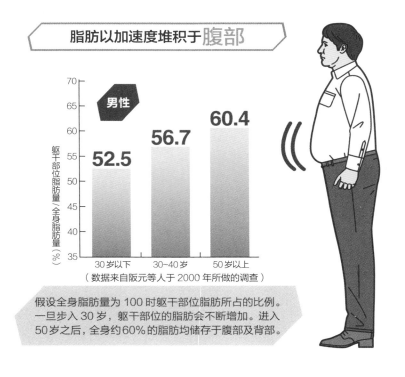

脂肪以加速度堆积于腹部

男性

60.4

56.7

52.5

躯干部位脂肪量／全身脂肪量（%）

70
65
60
55
50
45
40
35

30岁以下　30~40岁　50岁以上

（数据来自阪元等人于 2000 年所做的调查）

假设全身脂肪量为 100 时躯干部位脂肪所占的比例。一旦步入 30 岁，躯干部位的脂肪会不断增加。进入 50 岁之后，全身约60%的脂肪均储存于腹部及背部。

此外，减脂还有一个优点，那就是能够对味道及身体变化更加敏感。食用盐份过量的食物后，能够明显感觉到身体浮肿；食物摄入过量，也会很快感觉到肠胃的负担。这样一来，就会在不知不觉中养成"吃饭八分饱"的饮食习惯，养成吃不胖的生活模式。

当体脂下降一定程度后，就能保持脂肪燃烧的高效模式。血管会逐渐接近皮肤表面，背部运动后也会感觉非常火热。由于体脂的保温功能被削弱了，肌肉就会自动发热消耗能量。一旦甩脂训练进行到这一步，即便多吃一点，也是不会发胖的。

千里之行，始于足下。只要我们成功打开了身体的燃脂模式，即使是坚硬的皮下脂肪也会逐渐软化消失。无论什么时间，无论运动量多少，只要您肯干，甩脂就不是问题。

10~19 岁为基础代谢的顶峰

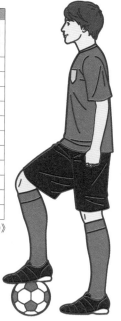

年龄（岁）	男 性		
	基础代谢标准值 （kcal/kg 体重／日）	参考体重 （kg）	基础代谢量 （kcal／日）
1~2	61.0	11.5	700
3~5	54.8	16.5	900
6~7	44.3	22.2	980
8~9	40.8	28.0	1,140
10~11	37.4	35.6	1,330
12~14	31.0	49.0	1,520
15~17	27.0	59.7	1,610
18~29	24.0	63.2	1,520
30~49	22.3	68.5	1,530
50~69	21.5	65.3	1,400
70 以上	21.5	60.0	1,290

资料来自日本厚生劳动省《日本人的食物摄取标准（2015 年版）》
公布的基础代谢标准值

基础代谢越高，脂肪消耗量也就越高。然而随着年龄增长，人体的基础代谢却在日渐减少。

极端节食是最糟糕的甩脂选择，容易造成"喝水也胖"的肥胖体质

我们举一个极端的例子。如果谈到甩脂减肥，能量可怜的节食配合高效燃脂的有氧运动似乎是最好的选择。素食沙拉加上长跑的习惯，无疑能够减掉大量脂肪。

然而遗憾的是，极端节食也伴随着很大的风险。在节食过程中，身体会默认不需要肌肉的存在，将其淘汰掉。

若不通过进食来补充营养，身体就会分解肌肉来补足不够的能量。因此，节食后迅速降低的体重来自肌肉而并非脂肪，而肌肉量减少后，活动量也会随之减少。不仅如此，经常处于饥饿模式的身体还会自动切换为能量节约模式，热量消耗更少。因此节食虽然可以暂时瘦身，但由于代谢量降低很容易导致反弹。

在节食的同时配合燃脂的有氧运动，虽然可

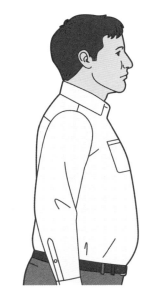

本着减肥的想法而过度节食……

以相应地甩掉一部分脂肪，但同时肌肉也会减少。容易使身体无力，体温低下，脏器功能减弱，甚至影响正常生活。并且，依靠这种方式减肥，会使皮肤松弛，即便能够成功瘦身，却并不能保证美观。

要健康瘦身，应该选择两全其美的瘦身方法，在减脂同时增加肌肉量，并且维持体重不反弹。在饮食方面，不应该一味减量，而最好在合适的时间，适量进食，在保护肌肉的同时控制不要饮食过量。

一贯受到好评的"低碳水化合物饮食"也是如此。用控制饮食取代一味节食，可以适当地抑制身体摄入的能量，经济方面来说负担较小，也易于长期坚持。

与过度的节食相比，这种甩脂方法确实不够迅速。但是要健康瘦身，获得匀称身材，只有在维持或增加肌肉量的同时减掉脂肪才最合理。也可以说，这是在最短时间内，唯一完美瘦身的捷径。

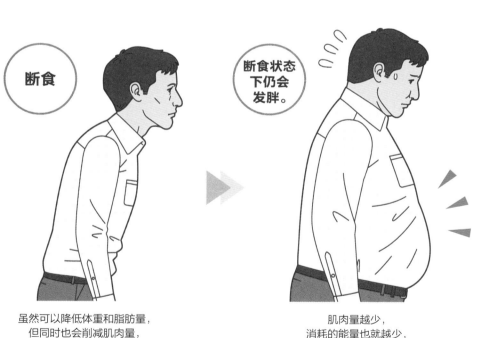

断食

断食状态下仍会发胖。

虽然可以降低体重和脂肪量，
但同时也会削减肌肉量，
导致身体干瘪无力。

肌肉量越少，
消耗的能量也就越少，
导致不吃饭也会长胖。

膨胀的巨大脂肪细胞
照样能
缩小

现在手捧着这本书的您，是不是正在烦恼该如何应对膨胀增殖的脂肪细胞呢？

据说，人体中脂肪细胞的数量会在幼年时期增长，幼年时期结束后，只可能增多而不会减少。然而也有数据显示，在瘦身时，不仅脂肪细胞的数量会减少，也会有一部分细胞会逐渐死亡。关于脂肪细胞的数量虽然众说纷纭，但一度膨胀的脂肪细胞能够缩小，这一点是毋庸置疑的。

运动，就是压缩脂肪细胞并使其变小的最佳时机。运动时，身体将肌肉等部位中储存的糖作为主要能量来源优先使用，当糖消耗殆尽后，就是脂肪"华丽登场"的时刻了。

脂肪细胞内充满了甘油及脂肪酸等液体物质，当需要脂肪能量时，脂肪细胞内的液体物质就会分离出来，进入血液，并通过毛细血管到达肌肉，作为能量使用。

将液体物质分离出去之后，脂肪细胞会暂时变小。当然，如果此时摄入过量的食物，脂肪细胞还会恢复原本的尺寸，但只要坚持运动，就能保持并不断使脂肪细胞压缩。在日常生活中远离暴饮暴食，养成饭后适当运动的习惯，能够使脂肪细胞保持在非膨胀状态。持之以恒，就可以引导脂肪细胞恢复原本的正常大小。

一旦完成减肥目标后，只要适当调节饮食，控制热量，就可以轻而易举地保持良好身材。

人们经常说体内的脂肪细胞每 2 个月都会更新一次，因此只要从小事做起，养成良好的生活习惯，身材也能随之发生变化。每次的身体训练，每个小时的生活方式都与细胞的增减、尺寸密切相关，而这个瘦身之旅的掌舵手正是我们自己。

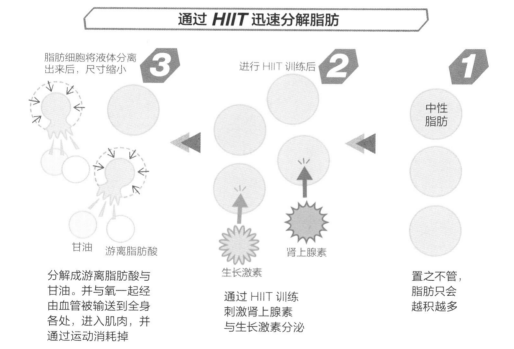

通过 *HIIT* 迅速分解脂肪

脂肪细胞将液体分离出来后，尺寸缩小

3

进行 HIIT 训练后

2

1

中性脂肪

甘油　游离脂肪酸

生长激素

肾上腺素

分解成游离脂肪酸与甘油。并与氧一起经由血管被输送到全身各处，进入肌肉，并通过运动消耗掉

通过 HIIT 训练刺激肾上腺素与生长激素分泌

置之不管，脂肪只会越积越多

进一步高效甩脂？
血液 & 激素控制
究竟是什么

如果您想进一步提升甩脂效率，最好的选择就是在养成运动习惯的同时进行血液与激素控制。

脂肪细胞总是渴求着身体中剩余的能量，时刻准备把这些能量转化为脂肪。当然，如果单纯认为只要运动就可以尽情暴饮暴食，无计划地摄入能量，脂肪细胞就会再次捕捉这些多余的能量，不断膨胀。

要高效地消耗储存在体内的脂肪细胞，有三个重点：控制血糖值、促进血液循环和分解脂肪。既然要运动，那么 HIIT 绝对是不浪费一丝运动效果的绝佳之选。

控制血糖值
摄入大量碳水化合物后 1 个小时内进行 HIIT 训练

如果摄入了大量的碳水化合物，那么将这些热量迅速消耗掉才是不长肥肉的关键。一般情况下，适量的早餐能够在上午上班途中、工作以及学习中被消耗掉，因此午餐、晚餐后可以用这一方法防止脂肪堆积。在饭后约 1个小时进行 HIIT 训练，就可以消耗掉血液里的能量，避免这些能量转化为脂肪。

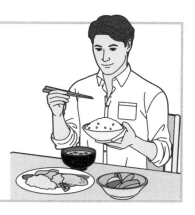

促进血液循环
通过运动扩张毛细血管

如果不希望脂肪堆积，就需要将食物中摄取的能量尽可能多地输送到肌肉并消耗掉。因此，发达的毛细血管与血流状况的改善可谓是绝对条件。通过运动，可以达到扩张毛细血管，改善血液循环的效果。这样一来，也就可以自然而然地高效燃脂。

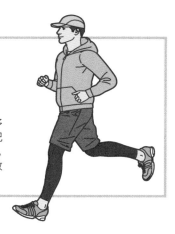

分解脂肪
刺激生长激素分泌，进一步促进脂肪分解

提到燃脂，一般人都会第一个想到有氧运动，但是无氧运动有一个明显的优势，就是可以刺激生长激素及肾上腺素的分泌，这些都具有刺激脂肪分解的功效。因此，在有氧运动之前进行肌肉训练，可以达到更高的燃脂效果。如果时间不够，可以选择 HIIT 等耗时较短的无氧运动，运动后 EPEE（运动后过量热量消耗）的燃脂效果也非常可观。

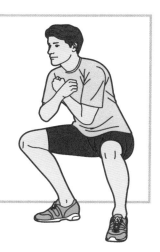

腹部局部
迅速燃脂究竟
能否实现

　　局部瘦身，这可以说是所有人的梦想。而实际上，要仅仅通过局部健身实现这一目标，却是难上加难。在平时没有运动习惯的人群中，大多全身各部位都覆盖着超出自己想象的脂肪。在这一状态下，即使付出所有精力进行腹部的局部肌肉训练，也会被身体表面覆盖的脂肪所阻挡，难以练出腹部肌肉的线条。

　　然而，如果采用标本兼治的办法，"在削弱全身脂肪的同时，重点训练局部肌肉"却是绝对可行的。特别是很容易被挤压而凸出的腹部，因为腹部的内脏脂肪很容易减掉。体内的血管网络越发达，脂肪也就越容易减掉。

　　即便是小腹、侧腹部等难以减掉的皮下脂肪，只要持之以恒进行 HIIT 这样的肌肉训练，也是可以甩掉的。首先，先让厚厚的脂肪脱离僵硬冰冷的状态，削弱其厚度并使其更加柔软，再通过训练优化血液循环，清除掉身体中积累的废物和多余的水分，就可以消耗体内储存的脂肪细胞，使其变小。

　　当然，仅仅依靠健身去除局部的脂肪细胞，很难像整容手术一样立竿见影。但是只要使身体到达"张弛有度"的状态，就可以收到局部瘦身的效果。只要着重训练目标部位，即可增加肌肉量，使体型更具有立体感，同时削弱皮下脂肪。如果说"减掉了 2 kg 脂肪"，这看上去似乎没什么，但 2 kg 脂肪的体积却相当于2 盒牛奶。如果这么一大块脂肪从腹部消失了，已经可以算得上是很显著的效果了。自然而然地，身体线条也会发生变化。

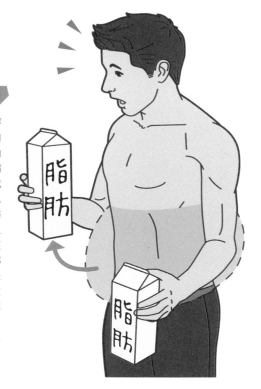

局部瘦身小贴士

上臂、大腿、腹部以及臀部的脂肪非常不容易减掉。为了保护我们身体内部的脏器，自出生时，这些部位就包裹着脂肪，这都是由遗传基因决定的。尤其是臀部及侧腹部的脂肪，即使是将甩脂健身做到极致的运动员或者健身人士，都难免会在这些部位留下脂肪。并且不光男性，还有很多女性深受腹部脂肪问题的困扰。反而言之，在甩脂过程中，只要看到腹部轻轻显出了肌肉线条，就可以证明身体肌肉已经得到了收紧。臀部及侧腹部是我们平时运动量比较少的部位，但根据经验，也是我们最容易堆积脂肪的部位。就拿驼背来说，身体前倾，腹部受到压迫，背部肩胛骨僵硬，因此腹部和背部就容易堆积脂肪。局部部位的压迫及运动不足可能会造成血液流通不畅，所以比起局部锻炼，全面活动身体更加重要。

如果您只是最近注意到自己的侧腹部有些膨胀，那么只需要减掉几千克体重，就可以实实在在地感觉到腹部在缩小，持之以恒地坚持下去，一定可以收获优美的腹部线条。

不过遗憾的是，在甩脂的过程中，每个人减掉的脂肪位置都不一样。很多时候，我们并不一定能够顺利减掉自己在意的部位。但是，只要坚持在甩脂的同时锻炼肌肉，就一定可以收获健美的体型。首先，通过兼具燃脂与肌肉训练效果的HIIT训练，跨出身体改造的第一步吧！

我们每个人都容貌各异，而同理，每个人与生俱来的体质也各不相同。我们可以将人的体质大致分为 3 个类型，分别为较瘦的外胚层体型、肌肉型的中胚层体型以及比较丰满的内胚层体型。内胚层体型的人群由于消化系统发达，可以消化更多的食物，因此更容易堆积脂肪。

尽管生活环境、饮食习惯以及年龄等后天因素对于体型的控制有着较大的影响，但是对于自己本身体质取得正确的认识，这对于健身来说无疑会起到至关重要的作用。

判断体质的标准如下。

A 类 虽然食物摄入不少，但却不易发胖，肌肉训练后很快就可以练出肌肉，这种体型的特点是肌肉比较结实——中胚层体型。

B 类 虽然摄入较多食物后也不易发胖，但是不管怎样进行肌肉训练，也难以练出肌肉。这种体型容易被人们称为"豆芽菜"——外胚层体型。

C 类 伴随着青春期的结束，腹部的肌肉线条也会随之消失。这种体型的人群只要吃东西，就会很快会发胖——内胚层体型。

对于内胚层体型的人群来说，不仅需要在保持肌肉的同时甩掉脂肪，还有必要进行适当的节食。建议这一体型的朋友注意把握自己进食的内容及时间，并尽量控制食量。外胚层体型的朋友则应该摄入更多的碳水化合物、蛋白质与类脂质，特别是肌肉训练之后。而与此同时，中胚层体型的人只要养成良好的运动习惯，就不必在日常生活中注意太多。

近几年，非常流行通过遗传基因的检查判断身体体质，甚至有很多朋友太过依赖于检查结果。然而，基因并不能决定一切。有的肥胖人士借助科学的方法甩脂后完美减掉 50 千克，甚至成功瘦身后参加健美比赛的都大有人在。当然，体质确实会对甩脂健身产生一定的影响，然而，在这个世界上，没有任何人是瘦不下来的。千万不要仅仅因为一时的肥胖或者自己具备了肥胖基因就轻言放弃。

通过HIIT迅速降体脂

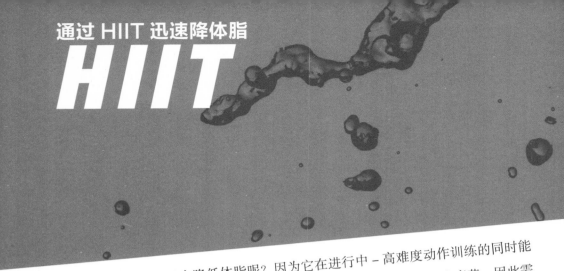

通过 HIIT 迅速降体脂
HIIT

为什么说 HIIT 训练适合降低体脂呢？因为它在进行中－高难度动作训练的同时能够持续消耗热量。一般的高强度肌肉训练仅对特定的部位造成负担，形成疲劳，因此需要充分的休息时间。然而，本书介绍的 HIIT 训练项目中的每组动作都会训练身体不同部位，使肌肉可以轮流休息，因此不会造成局部的极度疲劳，能够在短时间内消耗大量的热量。

在本章中，我们将为您介绍 HIIT 跑步训练、HIIT 四部曲及 HIIT 八部曲来调动躯干、腿部的大块肌肉群，在不断加速消耗能量的同时甩掉脂肪。这些项目的共同点就在于都能和缓地提高心跳速度、刺激流汗，因此，您可以切实感觉到训练中挥汗如雨的畅快感，更能进一步提升运动热情。当然，这些训练对改善心肺功能，提高体力有着良好的效果，可以使身体更加不易疲劳。此外，还能够帮助您最快收获理想的体型、锻炼肌肉，并最终进化为不易发胖的完美体质。在最后，我们还将为您带来甩掉腹部脂肪的高效减肥项目，解决现代社会人士的普遍烦恼。

相信很多减肥人士都会有一个疑问：究竟设定怎样的训练频率和目标才能减肥成功

持续甩掉脂肪，
高效

刷新燃脂速度

呢？在这里，建议大家可以将每月的减重目标设为原体重的5%，这样一来，反弹的风险也较低。每千克脂肪的体积相当于1盒1升容量的牛奶，如果每个月的目标为减重3千克，那么两个月减掉的脂肪体积就相当于6盒牛奶。这样一来，相信三围尺寸也必定会跟当初有显著的不同。

如果您想进一步提升燃脂效率，可以每天进行2~3组HIIT训练。首先，就以每周5天的训练频率跨出第一步吧！

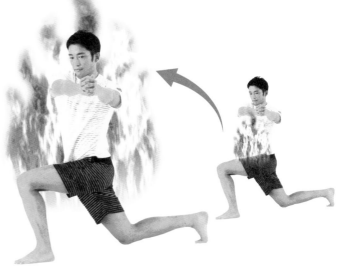

改造身体，

全方位燃脂
HIIT 跑步训练法

唤醒虚弱身体

心肺功能	
肌肉力量	
柔韧性	

　　每一种健身方法都有其规则和技巧，帮助我们提高效率、减少损伤。在完全掌握这项运动之前，我们必须要遵守相应的规则。从这一角度来讲，跑步可以说是任何人都可以很快上手的一种运动。不仅如此，跑步是一种无意识也能进行的动作，因此它的强度和心跳也上升得很快。除此之外，能够调动多处肌肉更是跑步的魅力所在。在跑步中，需要用到臀部、腿部的大块肌肉群，因此消耗的热量十分可观。

　　在这里，我们为大家介绍的HIIT跑步训练并非全速快跑，而是按顺序进行"半速跑步"和"70%速度跑步"，以平常速度的50%来跑步可以甩掉大量脂肪，而以70%的速度跑步，会增加下半身的负荷。田径短跑运动员的双腿肌肉非常强韧，正是因为如此。负荷大了，肌肉量也就增多了。

　　如果您对自身的体力缺乏信心，建议您可以从50%的半速跑步开始尝试。HIIT跑步过程中对肌肉以及肌腱部位的瞬间冲击效果要远远超过一般的肌肉训练。哪怕只是轻轻跑起来，身体就会承受3倍体重的负荷，相当于背着两个成人。这就是为什么我们从来不会听说有人在自重屈蹲训练中拉伤肌腱，然而在小学生运动会上，却有很多家长会拉伤跟腱、腘绳肌或者小腿肚的肌肉。因此，大家一定要严格按照顺序，按照从1到2的顺序进行训练。

　　HIIT训练之后，配合慢跑和散步，还可以进一步提高甩脂效率。

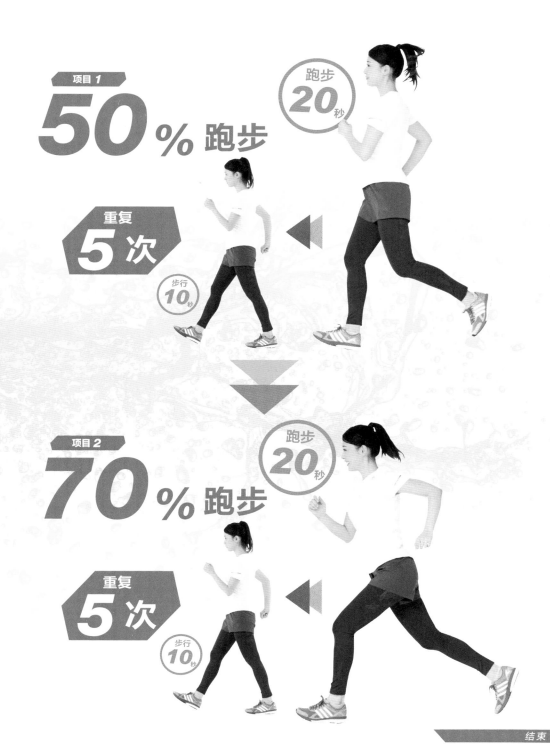

项目 1

50% 跑步

跑步 **20** 秒

重复 **5** 次

步行 **10** 秒

项目 2

70% 跑步

跑步 **20** 秒

重复 **5** 次

步行 **10** 秒

结束

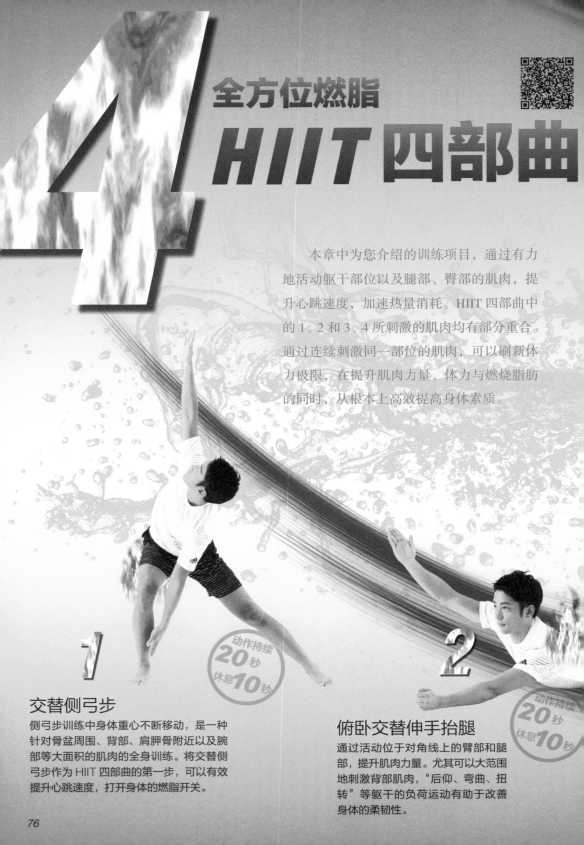

全方位燃脂
HIIT 四部曲

本章中为您介绍的训练项目，通过有力地活动躯干部位以及腿部、臀部的肌肉，提升心跳速度，加速热量消耗。HIIT 四部曲中的 1、2 和 3、4 所刺激的肌肉均有部分重合。通过连续刺激同一部位的肌肉，可以刷新体力极限，在提升肌肉力量、体力与燃烧脂肪的同时，从根本上高效提高身体素质。

动作持续 20 秒
休息 10 秒

交替侧弓步

侧弓步训练中身体重心不断移动，是一种针对骨盆周围、背部、肩胛骨附近以及腕部等大面积的肌肉的全身训练。将交替侧弓步作为 HIIT 四部曲的第一步，可以有效提升心跳速度，打开身体的燃脂开关。

动作持续 20 秒
休息 10 秒

俯卧交替伸手抬腿

通过活动位于对角线上的臂部和腿部，提升肌肉力量。尤其可以大范围地刺激背部肌肉，"后仰、弯曲、扭转"等躯干的负荷运动有助于改善身体的柔韧性。

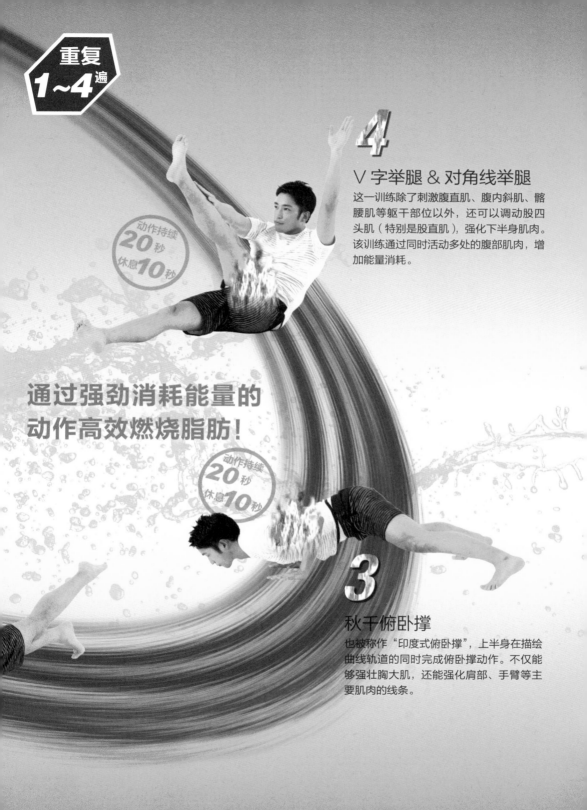

4

V 字举腿 & 对角线举腿

这一训练除了刺激腹直肌、腹内斜肌、髂腰肌等躯干部位以外，还可以调动股四头肌（特别是股直肌），强化下半身肌肉。该训练通过同时活动多处的腹部肌肉，增加能量消耗。

动作持续
20 秒
休息 **10** 秒

通过强劲消耗能量的动作高效燃烧脂肪！

动作持续
20 秒
休息 **10** 秒

3

秋千俯卧撑

也被称作"印度式俯卧撑"，上半身在描绘曲线轨道的同时完成俯卧撑动作。不仅能够强壮胸大肌，还能强化肩部、手臂等主要肌肉的线条。

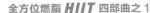

准备动作

将双腿张开，宽度大于肩宽。足尖和膝盖朝向正前方。

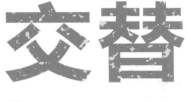

左右大大张开双臂，让身体成为一个"大"字。之后单腿稍稍屈膝，另一侧手臂向下伸展，触摸屈膝一侧的腿部。同时同侧手臂向上伸展，视线延伸至指尖。

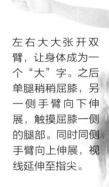

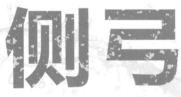

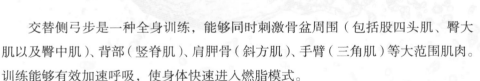

交替侧弓步

　　交替侧弓步是一种全身训练，能够同时刺激骨盆周围（包括股四头肌、臀大肌以及臀中肌）、背部（竖脊肌）、肩胛骨（斜方肌）、手臂（三角肌）等大范围肌肉。训练能够有效加速呼吸，使身体快速进入燃脂模式。

　　在这项训练中，虽然转体是在身体重心移动的同时完成的，但要保证胸部与臂部动作到位却并不容易。因此，动作要点不是依靠转体的反作用力，而是需要在每次转体时调动足够的力量，将手臂伸展向上直至极限。平时运动量越少，躯干部位就会越坚硬。因此一些朋友可能会感觉动作比较困难，建议在训练前先通过侧腹的伸展运动热身。

　　不仅如此，这项训练不仅具有预防驼背、脚抽筋以及提臀的功效，训练过后，您还会发现棒球投球、高尔夫球挥杆以及排球扣杀等动作也会变得更加容易。因此，我们也推荐您将这项训练作为运动之前的热身。

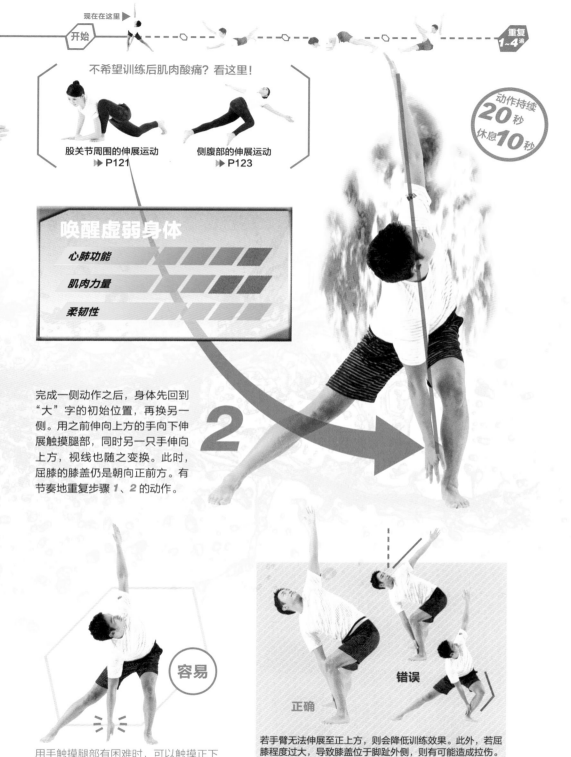

不希望训练后肌肉酸痛？看这里！

股关节周围的伸展运动
▶ P121

侧腹部的伸展运动
▶ P123

动作持续
20 秒
休息 10 秒

唤醒虚弱身体

心肺功能

肌肉力量

柔韧性

完成一侧动作之后，身体先回到"大"字的初始位置，再换另一侧。用之前伸向上方的手向下伸展触摸腿部，同时另一只手伸向上方，视线也随之变换。此时，屈膝的膝盖仍是朝向正前方。有节奏地重复步骤 1、2 的动作。

2

容易

用手触摸腿部有困难时，可以触摸正下方的地板。

错误

正确

若手臂无法伸展至正上方，则会降低训练效果。此外，若屈膝程度过大，导致膝盖位于脚趾外侧，则有可能造成拉伤。

下一个动作

现代人由于久坐，背部肌肉不常运动，容易僵硬，因此"后仰、弯曲、扭转"的运动最适合现代人训练，可以帮助我们恢复背部骨骼原本的复合运动及柔韧性。在训练过程中，我们必须时刻注意调动腘绳肌、臀大肌、竖脊肌、斜方肌的下部、中部及三角肌等背部肌肉参与进来。

有观点认为，人类的身体是依靠一个"×"的线条连接在一起的，因此在这一训练中，会同时活动位于对角线上的四肢，如右腿与左臂、左腿与右臂。与此同时，调动起对角线上的背部肌肉可以帮助我们更容易地抬起手臂与双腿，也能提高体力，达到高效训练的效果。

这项训练有一个不可忽视的重点，那就是至少要把手臂举至耳朵的水平位置，才能保证效果。唤醒处于沉睡状态的背部肌肉后，不仅能够燃烧脂肪，还有助于改善体形，缔造不易疲劳的健康体质。

动作持续 **20**秒
休息**10**秒

准备动作

俯卧在地，双臂伸至头部前方，轻轻抬起。双脚并拢伸展至后方。

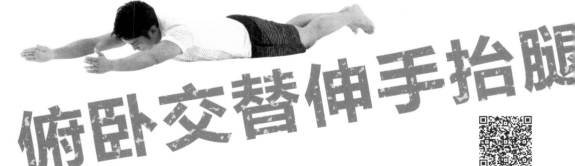

俯卧交替伸手抬腿

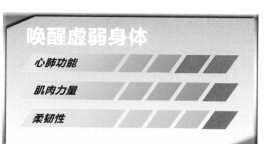

唤醒虚弱身体

心肺功能

肌肉力量

柔韧性

不希望训练后肌肉酸痛？看这里！

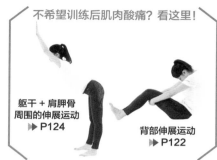

躯干 + 肩胛骨
周围的伸展运动
▶ P124

背部伸展运动
▶ P122

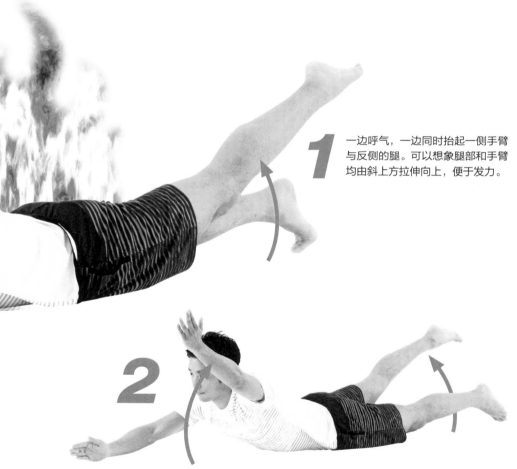

1 一边呼气，一边同时抬起一侧手臂
与反侧的腿。可以想象腿部和手臂
均由斜上方拉伸向上，便于发力。

2 放下手臂和腿，换另一侧。慢慢地
重复步骤 *1*、*2* 的动作。

下一个动作

81

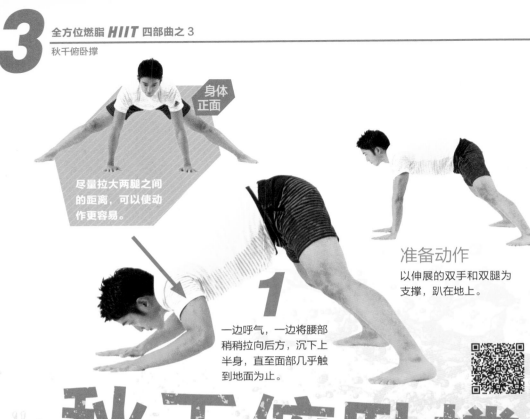

身体正面

尽量拉大两腿之间的距离，可以使动作更容易。

1

一边呼气，一边将腰部稍稍拉向后方，沉下上半身，直至面部几乎触到地面为止。

准备动作

以伸展的双手和双腿为支撑，趴在地上。

秋千俯卧撑

秋千俯卧撑又被称为"印度式俯卧撑"，是柔道及摔跤等格斗竞技训练中的基本项目之一。

一般的俯卧撑训练仅为垂直方向运动。然而，仅仅依靠垂直方向的运动，无法大范围地刺激扇形胸大肌。而在秋千俯卧撑训练中，上半身沿着曲线轨道完成俯卧撑动作，能够有效锻炼大范围肌肉。

仅从动作上看，大家似乎容易认为秋千俯卧撑中的手臂及胸部的力量十分重要。然而实际上，确保动作到位的关键却是躯干以及股关节部位。要达到有效刺激多处肌肉的训练目的，必须要保证动作到位。

除了胸大肌之外，秋千俯卧撑的主要训练部位还有三角肌的前部和上臂的肱三头肌。除此之外，前锯肌、胸小肌、斜方肌等肩胛骨周围也能得到充分活动。对于本来就有俯卧撑训练习惯的朋友们来说，秋千俯卧撑能助您获得更加协调健美的胸部肌肉。

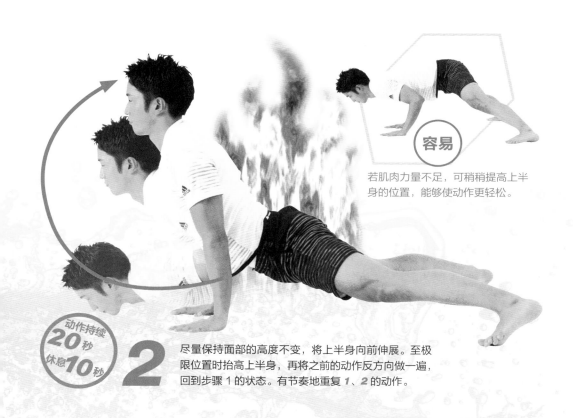

容易

若肌肉力量不足，可稍稍提高上半身的位置，能够使动作更轻松。

动作持续 20 秒
休息 10 秒

2 尽量保持面部的高度不变，将上半身向前伸展。至极限位置时抬高上半身，再将之前的动作反方向做一遍，回到步骤 **1** 的状态。有节奏地重复 **1**、**2** 的动作。

唤醒虚弱身体

心肺功能

肌肉力量

柔韧性

不希望训练后肌肉酸痛？看这里！

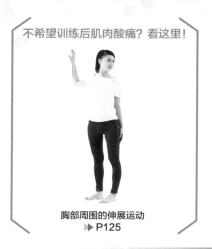

胸部周围的伸展运动
▶ P125

下一个动作

与俯卧交替伸手抬腿训练（参见第 80 页）类似，V 字举腿 & 对角线举腿也是通过同时运动对角线上的腿部和手臂来达到提高肌肉力量的效果。除了锻炼腹直肌、腹内斜肌、髂腰肌等躯干部位肌肉之外，还能活动大腿部位的股四头肌（特别是股直肌）部位。

人类的身体是一个整体，因此腹部肌肉的训练项目也不可能仅仅锻炼腹部肌肉。腹部肌肉通过骨盆与股直肌相连，因此 V 字举腿可以说正是顺应了身体协调的一种训练。

有些朋友表示自己非常努力进行腹部肌肉训练，可下腹部的脂肪仍然没有减少的趋势。事实上，只要习惯之后，特别是加大抬腿的力度，对于下腹的刺激会更强。

显而易见，V 字举腿 & 对角线举腿通过同时调动多处的腹部肌肉，可以消耗大量的热量。对于想塑造健美腹部线条的朋友们，是一个绝佳选择。

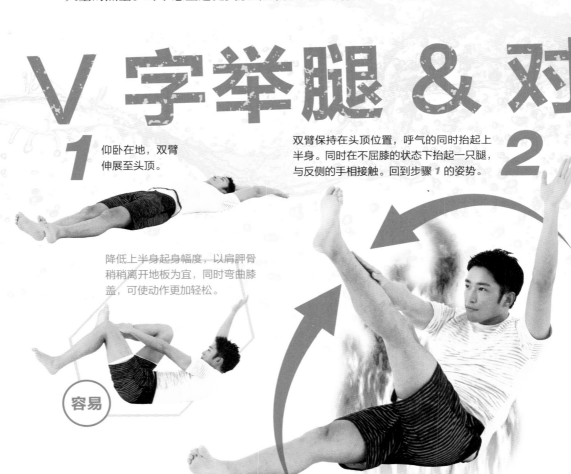

V 字举腿 & 对

1 仰卧在地，双臂伸展至头顶。

降低上半身起身幅度，以肩胛骨稍稍离开地板为宜，同时弯曲膝盖，可使动作更加轻松。

容易

双臂保持在头顶位置，呼气的同时抬起上半身。同时在不屈膝的状态下抬起一只腿，与反侧的手相接触。回到步骤 **1** 的姿势。 **2**

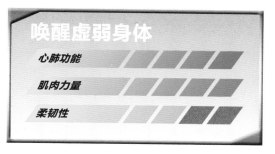

开始

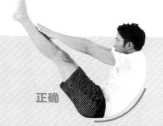

唤醒虚弱身体

心肺功能	
肌肉力量	
柔韧性	

正确

Ｖ字举腿，正如其名姿势类似字母Ｖ。恢复仰卧位置时，腰部向后弯曲，容易造成拉伤。因此，建议大家在训练中注意腰部落地，或者在腰部下方垫一块毛巾。

错误

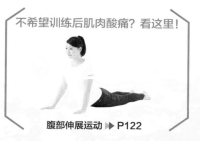

不希望训练后肌肉酸痛？看这里！

腹部伸展运动 ▶ P122

角线举腿

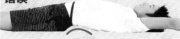

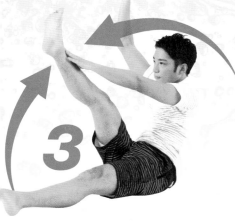

3

接着，抬起另一只腿，并与反侧的手相接触。之后回到步骤 1 的状态。

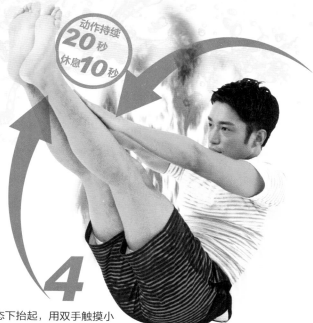

动作持续
20秒
休息**10**秒

4

这次双臂和双腿并拢，在伸展状态下抬起，用双手触摸小腿，再回到步骤 1 的姿势。有节奏地重复步骤 1~4 的动作。

结束

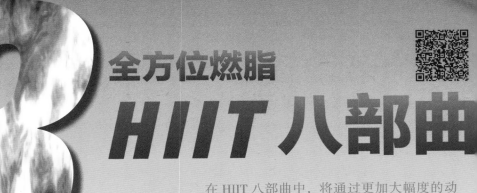

全方位燃脂
HIIT八部曲

在 HIIT 八部曲中，将通过更加大幅度的动作进一步促进脂肪燃烧。首先，通过箭步蹲转体，刺激以下半身以及腹部为中心的肌肉。接着再借由有力的全身运动，有效提升心率。而从第 5 个动作开始，将以上半身以及躯干为主要训练部位。最后，再对下半身形成负荷，进一步追求体力极限，锤炼肌肉，并且飞跃性地地提升心肺功能。等到可以流畅地完成这 8 个动作后，相信您对自己的体格也会更加自信。

1

动作持续
20秒
休息**10**秒

箭步蹲转体

通过上半身的扭转动作刺激侧腹部的同时，也可打开下半身与躯干部位的燃脂模式开关。对于躯干部位较为僵硬的朋友来说，动作难度可能较大，建议可以先进行伸展运动热身。

2

动作持续
20秒
休息**10**秒

转体 & 桥式复合训练

宛如杂技一般的动作可以助您有效提升心率，实实在在让您感到脂肪在燃烧。在锻炼臀部及大腿部位的同时，肩部周围的柔韧性与力量也能得到改善。

3

动作持续
20秒
休息**10**秒

弓步侧旋

在充分活动臀大肌、股四头肌的同时，胸部及躯干部位旋转运动。对于胸大肌、前锯肌以及下半身髂腰肌的伸展效果非同凡响。

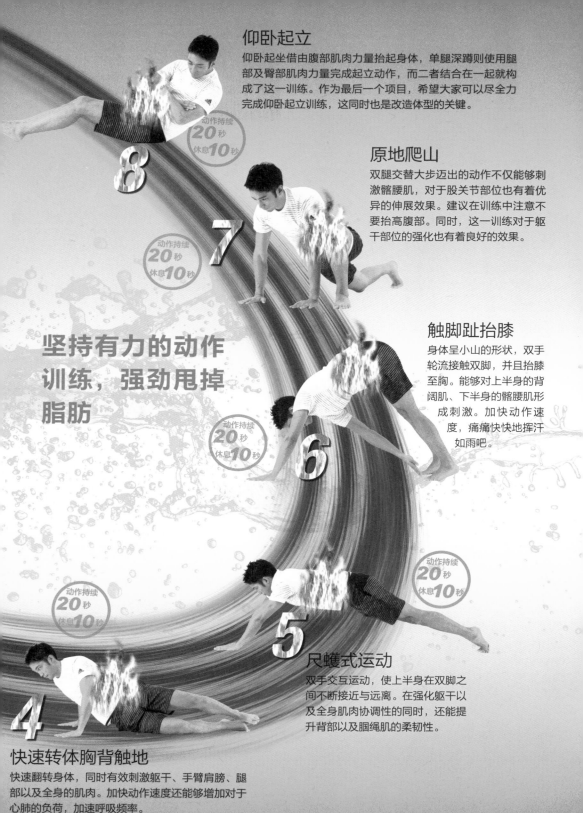

仰卧起立

仰卧起坐借由腹部肌肉力量抬起身体，单腿深蹲则使用腿部及臀部肌肉力量完成起立动作，而二者结合在一起就构成了这一训练。作为最后一个项目，希望大家可以尽全力完成仰卧起立训练，这同时也是改造体型的关键。

动作持续 20秒 休息10秒

原地爬山

双腿交替大步迈出的动作不仅能够刺激髂腰肌，对于股关节部位也有着优异的伸展效果。建议在训练中注意不要抬高腹部。同时，这一训练对于躯干部位的强化也有着良好的效果。

动作持续 20秒 休息10秒

触脚趾抬膝

身体呈小山的形状，双手轮流接触双脚，并且抬膝至胸。能够对上半身的背阔肌、下半身的髂腰肌形成刺激。加快动作速度，痛痛快快地挥汗如雨吧。

动作持续 20秒 休息10秒

坚持有力的动作训练，强劲甩掉脂肪

尺蠖式运动

双手交互运动，使上半身在双脚之间不断接近与远离。在强化躯干以及全身肌肉协调性的同时，还能提升背部以及腘绳肌的柔韧性。

动作持续 20秒 休息10秒

快速转体胸背触地

快速翻转身体，同时有效刺激躯干、手臂肩膀、腿部以及全身的肌肉。加快动作速度还能够增加对于心肺的负荷，加速呼吸频率。

动作持续 20秒 休息10秒

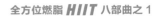

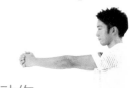

1 箭步蹲转体

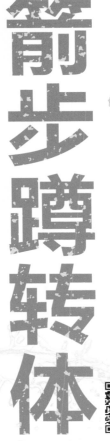

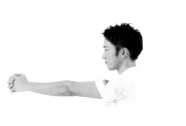

准备动作

采取立正的姿势，向前伸展双臂，十指相扣。

将一侧的腿向前大大迈出一步，使后腿膝部保持几乎触地的高度。

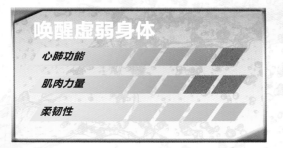

唤醒虚弱身体

心肺功能

肌肉力量

柔韧性

箭步蹲转体是在腿部伸展的基础上添加上半身转体动作的一种训练。除锻炼股四头肌、臀大肌、腘绳肌之外，还能对侧腹部的内侧腹外斜肌形成刺激，打开下半身与躯干的燃脂开关。

大家在转体时可以想象拧毛巾的动作。该动作对竖脊肌柔韧性有一定要求，如果身体处于僵硬状态，却使用反作用力猛然转体，容易超出身体负荷，造成肌肉及关节的伤害。因此，建议训练前可以先做一组伸展运动，或者循序渐进，逐渐加强转体的力度。

不仅如此，如果身体不够稳定，则不能对腹部肌肉形成有效刺激。因此在训

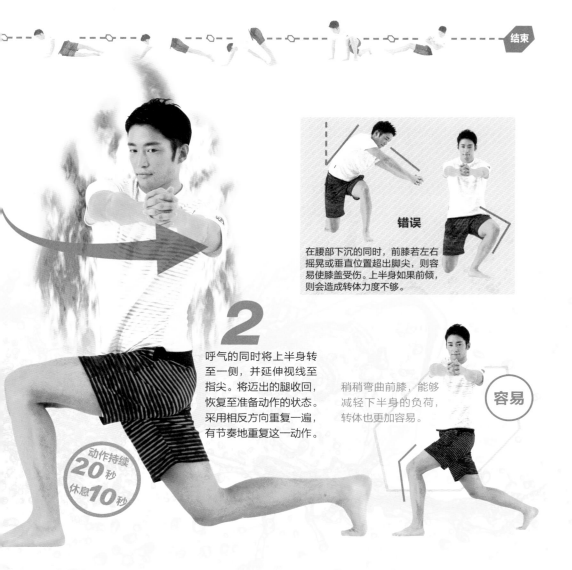

2

呼气的同时将上半身转至一侧，并延伸视线至指尖。将迈出的腿收回，恢复至准备动作的状态。采用相反方向重复一遍，有节奏地重复这一动作。

动作持续
20秒
休息**10**秒

错误

在腰部下沉的同时，前膝若左右摇晃或垂直位置超出脚尖，则容易使膝盖受伤。上半身如果前倾，则会造成转体力度不够。

稍稍弯曲前膝，能够减轻下半身的负荷，转体也更加容易。

容易

练的同时必须保证下半身的稳定性，其要领就在于使足尖与膝盖方向一致。同时，箭步蹲转体还适合作为高尔夫、棒球、网球等有转体动作运动的热身，建议大家在习惯之后，可以逐渐加快动作速度。

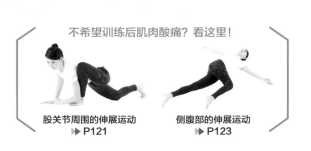

不希望训练后肌肉酸痛？看这里！

股关节周围的伸展运动
▶ P121

侧腹部的伸展运动
▶ P123

下一个动作

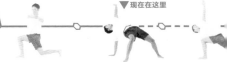
　　这一训练对于肩部周围的三角肌、肩胛骨周围的前锯肌，以及斜方肌、胸小肌部位的柔韧性都有较高的要求，是一种强化肩部关节、收紧上半身、提高身体稳定性的训练。当然，仅凭单手支撑上半身的高难度动作对于肩部会形成压力，所以推荐大家在训练之前可以先进行肩部周围的伸展运动，作为热身（参见第 124 页）。

　　动作到位之后，您就会发现肩部的负重感逐渐消失了，而容易疲劳的部位变成了臀部（臀大肌）、大腿内侧（腘绳肌）以及背部（竖脊肌）。这是由于提臀时会使用背部肌肉，使这里最容易疲劳。

　　转体 & 桥式复合训练最大的魅力，就在于它有力的动作。加快动作速度后，呼吸也会加速，使您实实在在地感觉到身上的脂肪在一点点消耗掉。

转体 & 桥式复合训练

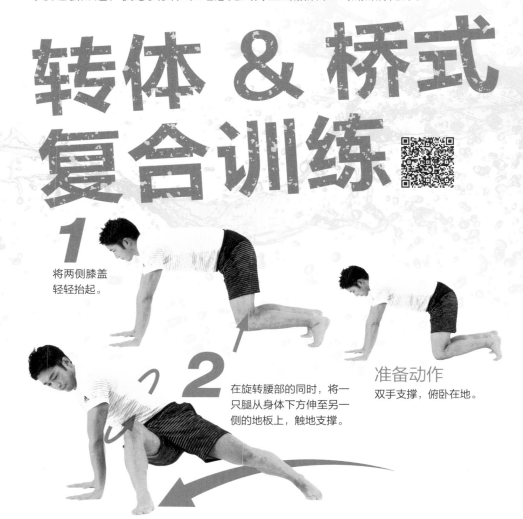

1 将两侧膝盖轻轻抬起。

2 在旋转腰部的同时，将一只腿从身体下方伸至另一侧的地板上，触地支撑。

准备动作
双手支撑，俯卧在地。

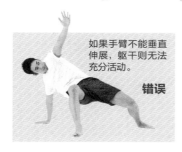

如果手臂不能垂直伸展，躯干则无法充分活动。

错误

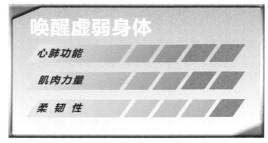

唤醒虚弱身体

心肺功能	
肌肉力量	
柔 韧 性	

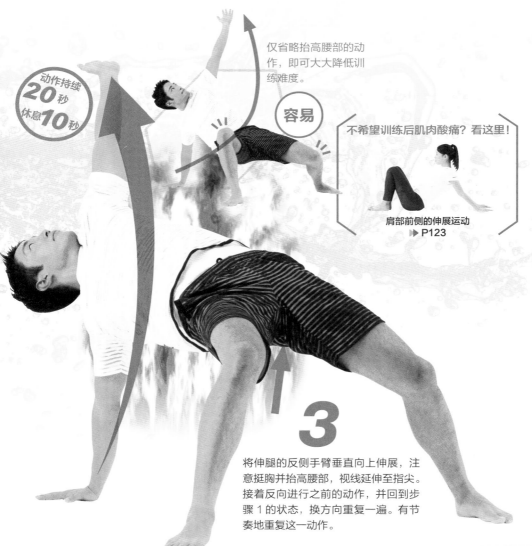

仅省略抬高腰部的动作，即可大大降低训练难度。

容易

不希望训练后肌肉酸痛？看这里！

肩部前侧的伸展运动
▶ P123

动作持续 **20** 秒
休息 **10** 秒

3

将伸腿的反侧手臂垂直向上伸展，注意挺胸并抬高腰部，视线延伸至指尖。接着反向进行之前的动作，并回到步骤 1 的状态，换方向重复一遍。有节奏地重复这一动作。

下一个动作

弓步侧旋

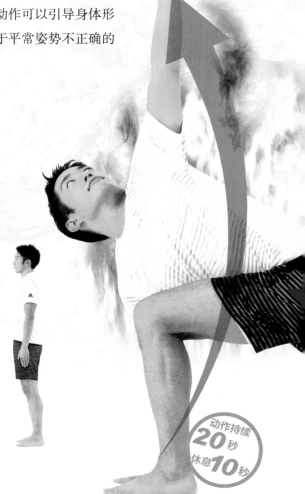

弓步侧旋训练中不仅需要使用臀大肌与股四头肌，还同时进行胸部、躯干的回旋运动。身体前倾、单手触地的转体动作可以诱导胸椎旋转。同时，肩胛骨周围（斜方肌中部、下部）以及肩部（三角肌）、背部（竖脊肌）也能得到有效刺激。

很多朋友由于长时间坐在办公桌前，有驼背耸肩、含胸的烦恼，该训练中双臂伸展的动作可以引导身体形成正确姿势。对于平常姿势不正确的

准备动作
采取立正的姿势

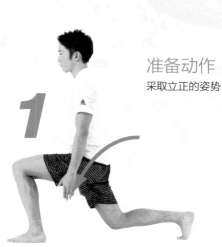

1

将一只脚向正前方大大迈出一步，直至后腿膝盖几乎触地为宜。

动作持续 **20** 秒
休息 **10** 秒

朋友来说，可能存在一定的难度，建议可以从低难度开始做起。

弓步侧旋看似比箭步蹲转体的难度要高，但归根结底在于对身体柔韧性的要求。通过调动上半身背部的肌肉，可以有效拉伸身体前面、胸大肌、前锯肌，以及下半身的髂腰肌，因此能够迅速缓解容易疲劳僵硬的部位，助您重拾轻松。

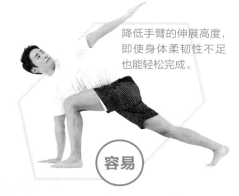

降低手臂的伸展高度，即使身体柔韧性不足也能轻松完成。

容易

不希望训练后肌肉酸痛？看这里！

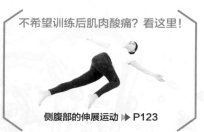

侧腹部的伸展运动 ▶ P123

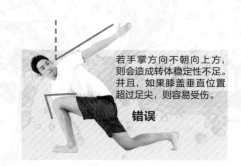

若手掌方向不朝向上方，则会造成转体稳定性不足。并且，如果膝盖垂直位置超过足尖，则容易受伤。

错误

呼气的同时，伸出反侧的手臂，伸展至前腿的内侧，另一只手则高举至正上方。这时扭转躯干部位，使胸部也扭转至侧面，视线延伸至指尖。按照相反的动作顺序回到步骤1的状态，更换方向。有节奏地重复这一动作。

2

唤醒虚弱身体

心肺功能

肌肉力量

柔 韧 性

下一个动作

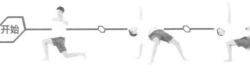

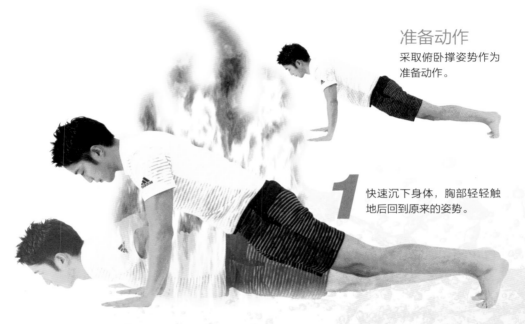

准备动作
采取俯卧撑姿势作为
准备动作。

1 快速沉下身体，胸部轻轻触
地后回到原来的姿势。

快速转体胸背

这是利用俯卧撑的动作，快速活动全身肌肉的一种训练。胸部触地动作中会调动胸部、腹部、手臂以及肩部周围、腿部的力量，转体之后的背部触地训练则是运用躯干部位的肌肉力量保持姿势。这一训练动作非常具有立体感，最大的特点就是可以同时活动多处肌肉。

本书的全部训练项目都不是仅仅针对单一部位的肌肉进行训练的，能够将肌肉的疲劳程度控制在一定范围，但同时对于心肺功能具有一定压力，才会引起剧烈的呼吸。可以说，本书中介绍的 HIIT 训练与仅锻炼局部部位的举重训练是完全相反的。

结束

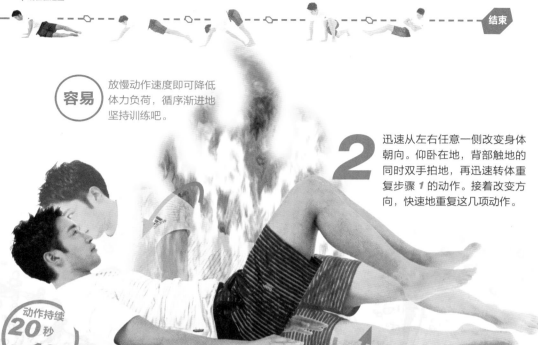

容易 放慢动作速度即可降低体力负荷，循序渐进地坚持训练吧。

2 迅速从左右任意一侧改变身体朝向。仰卧在地，背部触地的同时双手拍地，再迅速转体重复步骤 *1* 的动作。接着改变方向，快速地重复这几项动作。

动作持续 **20**秒
休息**10**秒

触地

我们将这项转体触地训练的顺序设置在整个训练的中间，也是为了让肌肉得到休息。这样才能在接下来的训练中有效地爆发出能量，高效锻炼肌肉。

不希望训练后肌肉酸痛？看这里！

胸部周围的伸展训练 ▶ P125

唤醒虚弱身体

心肺功能

肌肉力量

柔韧性

下一个动作

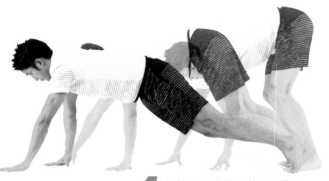

准备动作
双足并拢，身体前屈。

1 保持双脚位置不变，尽量在不弯曲膝盖的情况下用双手左右交互前进。

尽量让双手前进至极限位置。即便双手伸过头顶，也尽量保持膝盖悬空不接触地面。 **2**

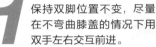

动作持续
20秒
休息**10**秒

尺蠖式
运动

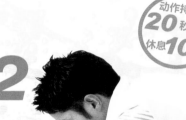

尺蠖式运动特别针对腹直肌、股四头肌、髂腰肌等躯干、大腿以及股关节前部的肌肉进行刺激。

在训练中，双手重复远离并接近的动作，可以有效刺激背阔肌与胸大肌。而双脚接近双手时，臀部的位置越高，越能使腘绳肌得到伸展，越能提升腿部内侧肌肉的柔韧性。

此外，双手距离身体的距离越远，肌肉训练的效果就越显著。但同时，维持姿势的难度也就越大，如果手臂无法支撑身体的重量，就容易使腹部下沉。

结束

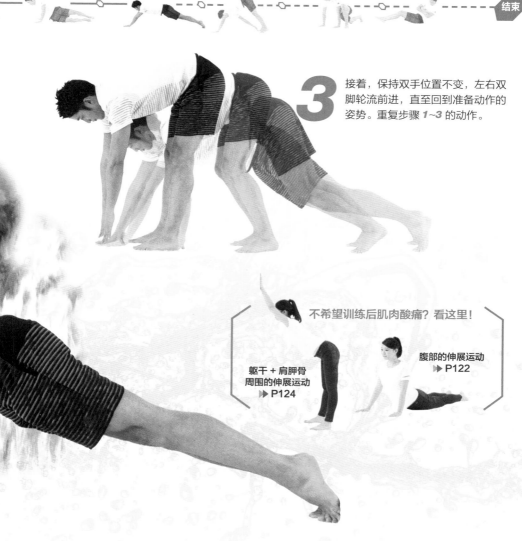

3 接着，保持双手位置不变，左右双脚轮流前进，直至回到准备动作的姿势。重复步骤 *1~3* 的动作。

不希望训练后肌肉酸痛？看这里！

躯干 + 肩胛骨
周围的伸展运动
▶ P124

腹部的伸展运动
▶ P122

只要持之以恒，就可以全方位地均衡强化全身肌肉，双臂位置也能够到达更远。不仅如此，这一训练还可以有效锻炼肩关节的稳定性，改善身体重心不稳的情况。

唤醒虚弱身体

心肺功能

肌肉力量

柔 韧 性

下一个动作

开始

触脚趾抬膝

对照上一项训练，触脚趾抬膝看似只不过是同一姿势的重复，但在这一动作中，手的位置距离身体较近，对于臂部的负担较少，是一种提高心率的训练。

通过手臂与腿部的频繁运动，可以高效消耗脂肪。同时，双手交互触摸足尖的动作能够有效对撑地手臂一侧的背阔肌形成刺激，而抬膝的动作则主要刺激髂腰肌。训练中大幅度的动作可以有效加快呼吸，因此鼓励大家战胜疲劳状态，不要放松抬膝的力度。

20秒的运动始终对腹直肌形成刺激。但如果肌肉力量不足，

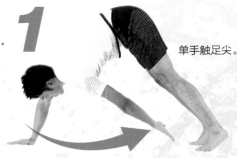

1

单手触足尖。

动作持续
20秒
休息**10**秒

容易

2

用触膝取代触脚尖可使动作更轻松，即使柔韧性和肌肉力量不足也能轻松驾驭。

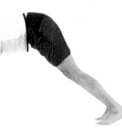

准备动作
双手双脚支撑，趴在地上，甚至双腿，提高臀部。

接着，另一侧的手触摸足尖。

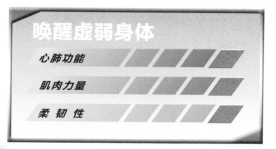

或者力量不稳，手臂及腿部的动作容易造成身体摇晃。建议大家在时刻留意腹部的同时，尽量保持身体稳定。这项运动通过膝盖的动作能够高效刺激下腹部的肌肉，因此对于想甩掉腹部脂肪的朋友们来说可谓是绝佳的选择。

唤醒虚弱身体

心肺功能	
肌肉力量	
柔韧性	

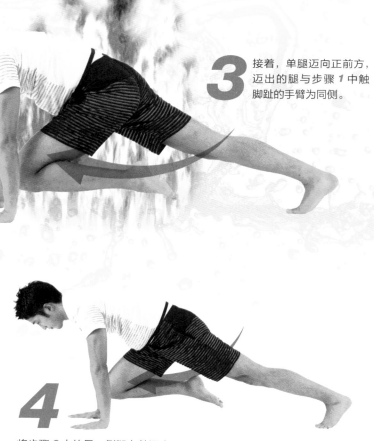

3 接着，单腿迈向正前方，迈出的腿与步骤 *1* 中触脚趾的手臂为同侧。

4 将步骤 *3* 中的另一侧腿向前迈出，有节奏地重复步骤 *1~4* 的动作。

下一个动作

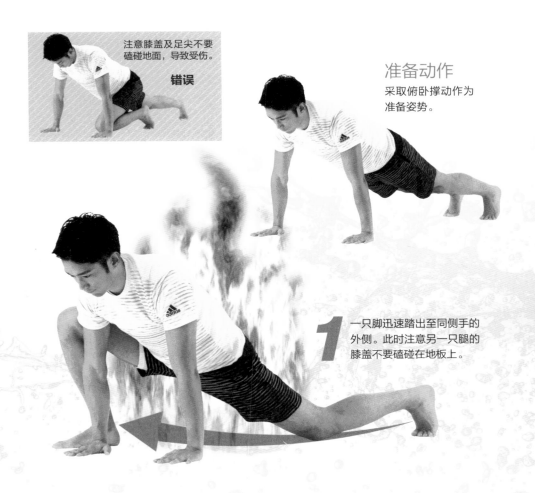

注意膝盖及足尖不要
磕碰地面，导致受伤。

错误

准备动作

采取俯卧撑动作为
准备姿势。

1 一只脚迅速踏出至同侧手的
外侧。此时注意另一只腿的
膝盖不要磕碰在地板上。

原地爬山

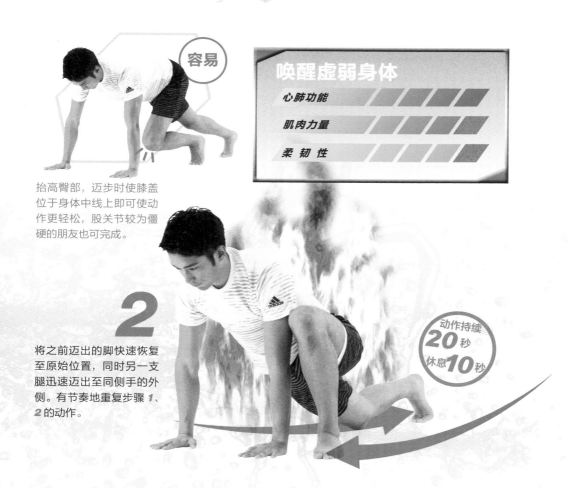

容易

唤醒虚弱身体

心肺功能

肌肉力量

柔韧性

抬高臀部，迈步时使膝盖位于身体中线上即可使动作更轻松，股关节较为僵硬的朋友也可完成。

2

将之前迈出的脚快速恢复至原始位置，同时另一支腿迅速迈出至同侧手的外侧。有节奏地重复步骤1、2的动作。

动作持续 **20**秒 休息**10**秒

与之前的训练项目相比，原地爬山训练重复腿部前后方向的有力运动。在给予髂腰肌有效刺激的同时，股关节也可以收到良好的伸展效果。通过调动下半身的大块肌肉，能够促进全身的血液循环，提高心肺功能。怎么样？痛痛快快地出一场汗，甩掉身上的脂肪吧。

从尺蠖式运动开始，俯卧撑姿势的训练到现在也告一段落。掌握了所有动作之后，通过加快动作速度，可以提高身体负荷。您可以尽情拼全力完成这一套动作，直到"原地爬山"结束后，感觉精疲力竭为止。

虽然原地爬山的动作比较单调，但还是要注意腹部不要下沉，也不要在腿部动作中耗费过多的力量。训练过程中需要留意腹部，保证姿势到位。

下一个动作

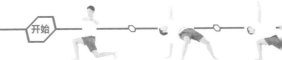

在 HIIT 八部曲的整个训练中，前半部分都是以上半身及躯干部位为中心，因此，结束动作中我们将以下半身为训练部位。

仰卧起坐借由腹部肌肉力量抬起身体，单腿深蹲则使用腿部及臀部肌肉力量完成起立动作，而二者结合在一起就构成了本节的训练。这两者对于腹部、腿部的肌肉训练效果显著，因此结合起来后更成为强劲燃烧脂肪的黄金组合。使用单腿力量起立的过程中，会使用臀部及腿部的力量。

从仰卧姿势起立的同时，臀大肌发力，蹲下时则使用股四头肌和腘绳肌的力量。持续这种有高低差的动作，下半身的大块肌肉也会马力全开地被调动起来。咬紧牙关，全力冲刺，向着强劲的心肺功能更近一步吧！

仰卧起立

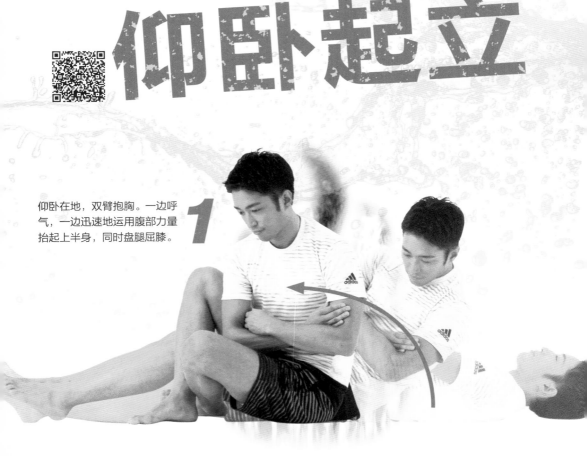

仰卧在地，双臂抱胸。一边呼气，一边迅速地运用腹部力量抬起上半身，同时盘腿屈膝。

1

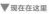

唤醒虚弱身体

- 心肺功能
- 肌肉力量
- 柔韧性

2

双腿交叉，抬起身体，脚的内侧借助地板发力，一口气站立起来。

容易

借助手臂支撑起立，或者采用滚躺姿势，能够使动作更轻松。

动作持续
20秒
休息**10**秒

3

双腿交叉，沉下腰部，也可以采用滚躺的动作保护腰部，恢复仰卧姿势。有节奏地重复步骤 *1~3* 的动作。

收缩腹部的
HIIT
六块腹肌训练

如果您的健身目标是六块腹肌这样"块块分明"的腹部肌肉，则有必要借助高强度的训练不断刷新体力极限。一般来说，腹部肌肉训练中使用一种项目训练，直至体力极限才是王道。然而，一旦身体出现疲劳，动作也难免会出现不到位的现象。而使用4种腹部肌肉的训练方法可以在刺激主要肌肉的同时，多角度地全面收紧腹部。建议大家可以在每一项目中以消耗殆尽或体力为标准进行训练。

曲线卷腹

压缩侧腹部，将上半身倾向一侧的同时完成卷腹动作。将肩胛骨至头部从地面抬起，在双臂承受负重的同时，还能刺激腹直肌和腹斜肌。

扭转卷腹

卷腹抬起上半身，并且膝盖和肘部交错。通过收缩腰部，对侧腹部及腹直肌施加强烈的负荷，刻画优美的腹部曲线。

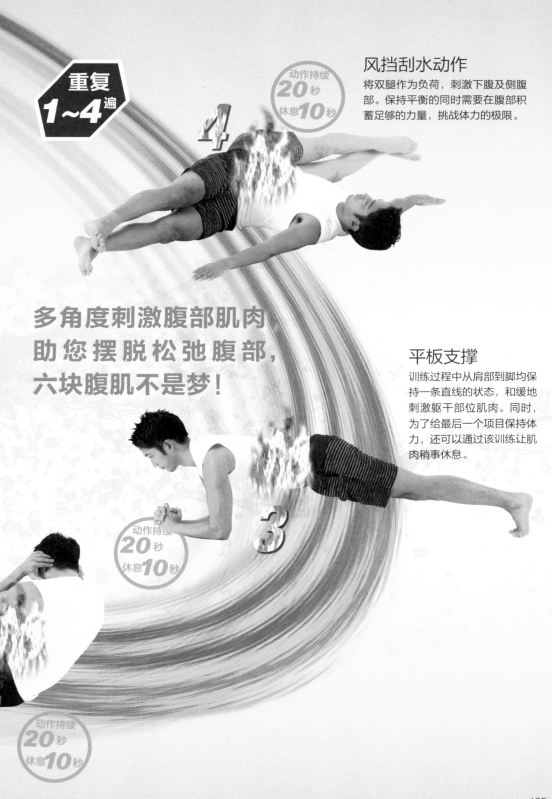

重复
1~4 遍

动作持续
20 秒
休息 10 秒

风挡刮水动作

将双腿作为负荷，刺激下腹及侧腹部。保持平衡的同时需要在腹部积蓄足够的力量，挑战体力的极限。

多角度刺激腹部肌肉
助您摆脱松弛腹部，
六块腹肌不是梦！

平板支撑

训练过程中从肩部到脚均保持一条直线的状态，和缓地刺激躯干部位肌肉。同时，为了给最后一个项目保持体力，还可以通过该训练让肌肉稍事休息。

动作持续
20 秒
休息 10 秒

动作持续
20 秒
休息 10 秒

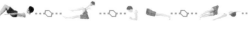
曲线卷腹

通过强烈收缩侧腹的动作刺激松弛的腹直肌与腹斜肌

1
一边呼气，一边将力量注入腹部，将上半身肩胛骨以上的部位抬起。同时，双臂悬空。

准备动作

仰卧在地，双膝弯曲。双臂沿着身体伸展。

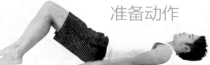

动作持续
20秒
休息**10**秒

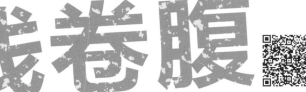

2
将上半身向一侧弯曲，动作中注意压缩侧腹部。双臂的高度保持不变。

3
保持手臂的高度不变，将上半身向另一侧弯曲。慢慢重复步骤 2、3 的动作。

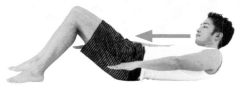

如果肘部不伸展，上半身则无法自由向两侧弯曲。 **错误**

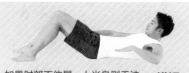

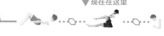 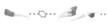
准备动作
仰卧在地，双脚并拢伸展。
双手手掌轻轻放在耳边。

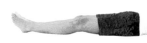

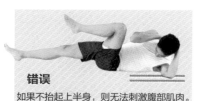

错误
如果不抬起上半身，则无法刺激腹部肌肉。

一边呼气，一边抬起上半身，并倾斜至身体一侧。同时，该侧的腿也屈膝抬起。身体抬高至极限时，膝盖应位于脚的外侧。

双手置于臀部一侧辅助发力可使动作更轻松。

容易

1

动作持续
20秒
休息10秒

2

恢复准备动作的姿势。接着变换方向，一边呼气，一边将上半身抬起并扭转至另一侧，同时，该方向的腿也屈膝抬腿。有节奏地重复步骤 1、2 的动作。

扭转卷腹

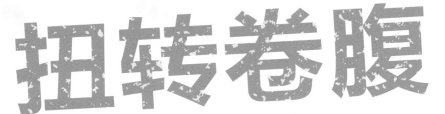

上半身扭转运动 × 抬腿动作。
在刺激深层肌肉的同时，击碎腰部
脂肪游泳圈！

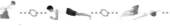

平板支撑

使用腹肌力量控制体型的躯干训练。同时让疲劳的肌肉稍事休息，整装待发冲刺最后一个项目！

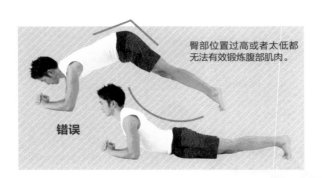

臀部位置过高或者太低都无法有效锻炼腹部肌肉。

错误

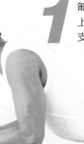

1 匍匐在地，双肘支撑抬起上半身。双腿并拢，脚趾支撑在地。

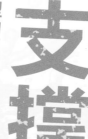

动作持续 **20**秒
休息 **10**秒

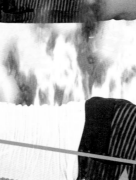

2 一边呼气，一边抬起身体。从肩膀至双脚为一条直线，保持这一姿势即可。

4 风挡刮水动作

风挡刮水动作

收获六块腹肌的最后关卡。

以双腿重量为负荷，

收紧松垮的小腹及侧腹！

准备动作

仰卧在地，双臂自肩膀位置左右伸展，手掌朝下。

1 一边呼气，一边抬起双腿，使双腿与地面成直角。

动作持续
20 秒
休息 **10** 秒

2

抬高头部，腹肌训练效果更明显！

一边呼气，一边将双腿倒至身体一侧，高度以不接触地面为宜。接着一边吸气，一边回到步骤 *1* 的状态。再一边呼气一边将双腿倒至身体另一侧。有节奏地重复这一动作。

容易

将膝盖弯曲至直角即可使动作更轻松。膝盖部位或腰部疼痛的朋友也比较容易操作。

将双脚倒向一边时碰触地面，或者另一侧的手臂离开地面、双脚位置不垂直等都不能有效刺激腹部。

错误

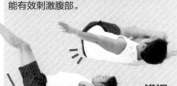

不希望训练后肌肉酸痛？看这里！
腰部的伸展运动 ▶ P122
侧腹部的伸展运动 ▶ P123

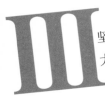

专栏

Ⅲ 燃脂 HIIT 的训练时机

如果您的健身目标是甩掉脂肪，那么每周至少要保证两次 HIIT 训练。越坚持到后期，效果就越明显，因此每周 5 次的频率也不为过。在这里，我们为大家推荐几种可以结合生活习惯，还能高效燃脂的 HIIT 训练方案，供您选择。

方案 A 白天工作，晚上 HIIT 训练

这一方案又可分为两种。如果要以燃脂为第一目标，则可在 HIIT 的前 1~2 个小时进食晚餐。但如果不想尽量甩掉肌肉的话，可在 HIIT 之后摄入鸡蛋、豆腐、鱼类等高蛋白的食物。如果想进一步高效甩脂、快速减肥，可以适当减少晚餐中的碳水化合物。

方案 B 白天工作，清晨 HIIT 训练

HIIT 训练可以有效地提升心率，因此从健康角度来说，不建议刚起床就进行训练。如果您希望把运动安排在早晨，请先通过散步进行热身。您可以散步至公园进行几组强度较低的 HIIT，然后再步行回家。另外，由于清晨是比较利于燃烧脂肪的时间段，如果再能配合一些有氧运动，效果将十分可观。如果您不希望在公园进行训练，可以散步回家后再做 HIIT。

方案 C 周末时间 A+B

如果您希望在周末时间高效甩脂，那么可以在一天之内尝试将 A 与 B 两种方案结合起来。不仅如此，只要是积蓄肌肉力量、全力冲刺后加休息，不断重复这一过程的动作都可以称之为 HIIT。因此，您可以将休闲与运动结合起来，还可以节约时间，可谓一举两得。其中有代表性的选择就是使用球类的游戏或运动，如网球就具有非常优异的 HIIT 训练效果，或者和孩子玩飞盘也是一个不错的选择。

方案 D 配合有氧运动或肌肉训练

HIIT 可以成为燃脂运动的准备工作。对于有慢跑等有氧运动习惯的朋友来说，在运动之前进行 HIIT 训练可以大大提高脂肪燃烧效率。如果配合肌肉训练，则可以在肌肉训练完成之后进行 HIIT。但是，每周最好安排一天，既不做肌肉训练也不做 HIIT，这样可以让肌肉得到充分休息，使每次训练的动作更加到位。

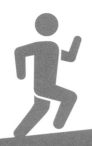

附录 1

最大限度地发挥 HIIT 效率的饮食技巧

最大限度地发挥
HIIT 效率的
饮食技巧

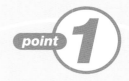

只在"必要"时摄取糖分

米饭以及面包等食物中包含有大量糖类，这些都是我们在活动身体时消耗的能量来源。运动前摄入这些食物可以更加有力地活动身体，而运动后摄入则可以补充身体中能量。但是如果不运动还仍旧摄入的话，这些能量就会全部储存在能量库，也就是脂肪细胞中。

在一日三餐中，早餐和晚餐应当适量摄入糖类食物。早餐中的糖类会在上班途中或者通过工作消耗掉，但如果不从事体力劳动，则糖类的消耗量较少，因此早餐不摄入糖类也没有问题。而在晚餐之前所需要的糖类，午餐的蔬菜等食物就已经足够了。

如果您在这天有运动安排，那么建议晚餐时可以摄入跟平常一样多的糖类食物。如果可以的话，下班回家之后先吃些米饭，补充一下能量，在晚餐（不含糖类）前通过运动消耗掉多余的能量则效果更佳。但是，摄入糖类之后如果不立即消耗掉，就容易堆积成脂肪，所以在运动的前半个小时至一个小时进食最佳。

晚餐中的碳水化合物可以省略掉，但如果节食的压力影响了运动的持之以恒，则会得不偿失。因此，希望大家不要勉强，不运动的时候，可以少量地摄入一些碳水化合物。

脂肪总是渴望着体内多余的能量，
并时刻准备着将这些能量转化为脂肪。
相信甩脂减肥中的朋友们都会时刻警醒
着自己不要摄入过多的热量，
但是一旦进食的热量超过消耗量，脂肪
细胞就必定会发生膨胀。
要在不减少肌肉的同时甩掉脂肪，膳食
调养也十分重要。
在此基础上保证 HIIT 的训练效果，
才是改造身体的最短路线。

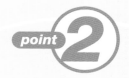

避免血糖急速上升

糖类的选择方式与摄入顺序是有技巧可循的。

食用了含糖较多的食物后，血液内的糖，也就是我们常说的血糖值就会直线上升。接着身体就会分泌大量的胰岛素，以便让急速上升的血糖回到正常范围。胰岛素具有加速脂肪合成、抑制脂肪分解的作用，因此胰岛素分泌得越多，就越容易发胖。

GI 值（血糖生成指数）是将食用每种食物后血糖上升的速度数值化的指数，指数越高，食用这一食品后血糖值上升得就越快。而相反，摄入 GI 值较低的食物，血糖值上升速度比较平缓，胰岛素也不会过度分泌。除此之外，有观点认为先使用 GI 值较低的食物，再摄入 GI 值较高的食物，血糖值不易上升。因此即使进食内容相同，先食用 GI 值较低的食物，也可以降低脂肪堆积的可能性。

一般来说，糙米比精白米的 GI 值更低，荞麦面比乌冬面的 GI 值要低，与白色的食物相比，外表茶色的食物的 GI 值有较低的倾向。从这种意义上来说，"吃什么""从什么开始吃"就可以决定是不是容易发胖，建议大家一定要掌握这个饮食技巧。

燃脂菜单推荐

您的早餐吃了吗？ 早餐篇

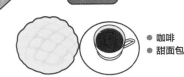

不 推 荐
- 涂了黄油的面包
- 培根 + 鸡蛋
- 市售的蔬菜汁

- 咖啡
- 甜面包

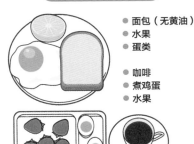

推 荐
- 面包（无黄油）
- 水果
- 蛋类

- 咖啡
- 煮鸡蛋
- 水果

合理饮食

甜面包 + 咖啡 = 帮助您发胖的完美搭配

　　早餐需要摄取糖类，以便转化为能量来源，为这一天的学习及工作储备能量。因此蛋白质与鸡蛋是必备的。在这里顺便提一句，人们常说每天最多吃两个鸡蛋，但是这一限制已经开始逐渐被废除。因为并没有科学的数据证明从食物中摄取的胆固醇量与血液中的胆固醇数值存在关系。然而值得注意的是，如果在烹调蛋类食物时使用油的话，就要减少面包上的黄油量。若仍有不满足感，可以使用农家奶酪或者蹇达干酪等低糖分的奶酪来代替黄油。

　　如果您清晨没有足够的时间享用早餐，可以仅摄入水果。只要是时令的新鲜水果，均可以当做早餐。若您在前一天饮酒了，那么推荐您食用钾含量较多的香蕉作为早餐。夏季时节，柑橘、橘子等柑橘类水果的钾含量较多，可以有效缓解早起的浮肿。

　　咖啡与甜面包是常见的早餐搭配，但其实，这其中几乎不包含任何我们需要的营养物质。甜面包是一种高 GI 值、高热量的食物，还会直接造成脂肪堆积。甚至，鸡蛋与咖啡的搭配都要好于甜面包。如果时间不够，您可以一次多煮一些鸡蛋，以备使用。培根由于盐分过多，因此不是理想的早餐选择。而超市销售的蔬菜汁多为添加糖份的加工品，需要注意挑选。当然，简单的米饭与配菜可以说是早餐的绝佳选择。如果将主食换为全麦面包、黑麦面包、糙米或者低 GI 值的食品则更佳。

超大碗无一例外是脂肪的好伙伴

不 推 荐

- 意大利面
- 咖喱
- 拉面
- 油炸食品
- 盖浇饭

推 荐

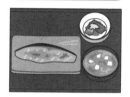

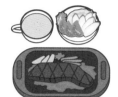

- 烤鱼套餐（无米饭）+ 豆腐

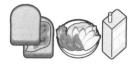

- 烤肉、烤鱼（无主食）
- 汤
- 沙拉

- 鸡肉沙拉 + 低糖面包
- 蔬菜沙拉
- 牛奶 + 无添加豆浆

合理饮食

可别小看超市盒饭的卡路里

很多人倾向于选择盖浇饭等单品作为午饭，但事实上，这些食物中所含的糖类较多，蛋白质却很少。然而，对于减肥人士来说，午饭恰恰应该减少碳水化合物的摄入。下午的时间正适合用来燃烧体内储存的脂肪，如果只能选择盖浇饭的话，建议选择 GI 值较低的海藻类、菌类小份盖浇饭，或者没有巧克力等装饰配品，也没有色拉调料的无油沙拉，并且在主食之前食用以防止 GI 值急速上升。午饭的最佳选择是清淡的套餐，米饭可以要半份，或者干脆不要。如果经济上允许，可以加一份凉拌豆腐，或者直接在超市购买。与传统的午餐相比，西式午餐比较难以选择，但是油脂较少的简单的炙烤鱼类或肉类应该是不错的选择。

说起来大家可能会觉得有点意外，其实在超市也能很容易地挑选到高蛋白、低糖分的午餐，例如盐烧鸡肉、凉拌豆腐、煮鸡蛋、鸡肉沙拉（调味过的鸡胸肉）、豆类食品等，均为良好的蛋白质来源，再加上沙拉、菌类、藻类或者豆类作为配菜。最近，超市还销售低糖面包，搭配这些配菜也是不错的选择。

无论哪种搭配，沙拉的调味汁都应该是无油的，或者仅用胡椒盐调味。即使作为蛋白质来源，也应该注意不要选择油脂过多的油炸食品。食品中油的含量从油炸食品→炒菜类→蒸烤类依次递减，因此清汤火锅、姜汁烤肉、盖浇饭的热量是逐渐递增的，希望大家在挑选午餐时也要注意这一点。

燃脂菜单推荐

休闲时光来点蛋白质吧！零食篇

不 推 荐

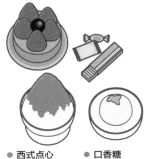

- 西式点心　　● 口香糖
- 糖果　　　　● 冰甜品

推　荐

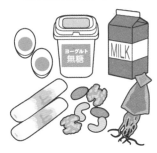

- 煮鸡蛋　　　　　　　● 牛奶·豆浆
- 酸奶（不加糖为宜）　● 鱿鱼干
- 鱼卷　　　　　　　　● 坚果类

 合理饮食

不是不吃，是有选择地吃

　　建议大家在选择零食的时候，尽量不要选择点心类的食物，而选择蛋白质类的食物。使用大量砂糖制作而成的点心类食品不仅热量过高，而且 GI 值也很高，极其容易转化为脂肪，因此必须控制食用量。

　　在这里，超市也能发挥很大的作用。不添加砂糖的酸奶、豆腐、煮鸡蛋、鱼卷、蟹棒、五香熏肉、生火腿、无油的金枪鱼罐头、沙丁鱼干、鱿鱼等都是不错的零食选择。其中鸡肉沙拉这种已经经过调味的鸡腿肉是首选。如果想要一顿比较充实的下午加餐，可以将我们在午餐篇中介绍的低糖面包也加进来。但希望大家注意，青花鱼罐头虽然蛋白质的含量很高，但热量也不容小觑。所以感觉自己饮食失调，蛋白质严重不足的时候可以选择。

　　想吃甜食的时候，水果是最佳的选择。只要是水果，什么都可以，但是如果想要选择低糖水果，那么浆果类或者葡萄是首选。如果无论如何都想要吃点心的话，那么日式的点心要远远好于西式点心。特别是西式点心中含有脂肪较多的生奶油以及反式脂肪酸（人造黄油与起酥油等），建议大家不要选择有这些标记的零食。

控制糖分的得力助手居然是它？晚餐夜宵篇

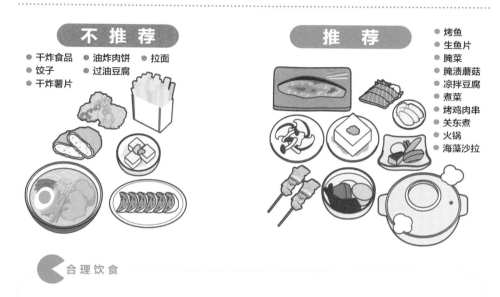

不 推 荐
- 干炸食品
- 油炸肉饼
- 拉面
- 饺子
- 过油豆腐
- 干炸薯片

推 荐
- 烤鱼
- 生鱼片
- 腌菜
- 腌渍蘑菇
- 凉拌豆腐
- 煮菜
- 烤鸡肉串
- 关东煮
- 火锅
- 海藻沙拉

合理饮食

可别小看超市盒饭的卡路里

要在推杯换盏的宴席上挑选低脂的菜品也许有些困难，但如果是平时到外面的餐厅吃晚餐，则有很多有助脂肪燃烧的食品供我们选择，方便控制热量的摄入。肉类、鱼类、大豆制品可以根据"氨基酸记分 100% 清单（氨基酸记分，是评价一种蛋白质被人体消化吸收的比率，最高分值为 1，即可以 100% 被人体吸收）"的食材进行选择，大家可以参照第 118 页。多线鱼、沙丁鱼、鲹鱼等烤鱼是优良的蛋白质来源，可以多多摄入。

结束了一天的工作，相信很多朋友在餐桌前坐下的第一件事就是来一杯啤酒吧。但如果从控制 GI 值的角度上讲，建议大家可以先从菌类、藻类以及豆类等 GI 值较低的下酒菜开始吃。与白酒、啤酒相比，烧酒、杜松子酒、威士忌等酒类的糖分含量较低，是推荐之选。

当然，不论是从燃烧脂肪的角度来讲，还是从健康方面来说，深夜摄入碳水化合物与脂肪都是避之唯恐不及的。例如，拉面和饺子就是最不适合作为夜宵的食物，希望大家注意。

如果您选择在家吃晚餐，那么也跟午餐一样，以肉类、鱼类等蛋白质及蔬菜为中心即可。若是这天您选择进行 HIIT 进行训练，也可以摄入跟平常一样的糖分，补充能量。

您的饮食黑白名单

在这一节中,我们以高蛋白、低糖低脂为标准,从常见的食材里,挑选整理了一个食品清单,列出了容易转化为脂肪和不容易转化为脂肪的食品。希望可以成为大家外出饮食和挑选零食时参考。

不推荐	推荐	不推荐	推荐
油炸食品配荞麦面	鸭汤荞麦面	粉丝	魔芋丝、魔芋
炸虾大碗盖浇饭	鸡肉鸡蛋盖浇饭	精白米	糙米
清汤面	清汤荞麦面	甜面包	全麦面包、黑麦面包、低糖面包
拉面	汤面	奶油干酪	农家干酪
汉堡套餐	牛腩、猪肉清汤火锅套餐	奶油蛋糕	戚风蛋糕、芝士蛋糕
奶油沙司意大利面	番茄沙司、番茄籽油意大利面	果冻	布丁(高蛋白者最佳)
汉堡	100% 牛肉汉堡	刨冰等、冰牛奶	冰激凌(高蛋白者最佳)
三明治	饭团、寿司	曲奇	煎饼
牛五花肉	牛腩、牛舌	巧克力	含可可 70% 以上,或无糖的巧克力
猪里脊肉	猪腰脊肉、羊羔肉、鸡肉	果汁	奶咖(无糖)、咖啡、红茶、绿茶
煎饺套餐	猪肝炒韭菜套餐	白酒、啤酒	烧酒、杜松子酒、伏特加、威士忌
奶油炖菜	浓味蔬菜炖肉	人造黄油	黄油
朝鲜盖浇饭	冷面	咖啡用奶油	牛奶、豆浆
腌渍炸鸡块套餐	烤鱼套餐、炖鱼套餐、炸鸡套餐	白糖	红糖
炸胡萝卜鱼肉饼	油炸豆腐团		

氨基酸记分 100% 主要食材清单 ·····················

氨基酸记分,是将食材中所含的 9 种"必需氨基酸"所占的比例数值化。必需氨基酸对于蛋白质的形成是一种不可缺少的营养成分。因此,记分越是接近 100%,食材中所囊括的必需氨基酸的分配比例也就越好。这些氨基酸记分 100% 的食材都是十分优质的蛋白质来源,希望大家可以积极摄入。

● 鲹鱼	● 牛肉	● 秋刀鱼	● 猪腰脊肉
● 沙丁鱼	● 牛奶	● 旋瓜鱼	● 青甘鱼
● 鳗鱼	● 鲑鱼	● 鳕鱼	● 金枪鱼
● 鲣鱼	● 鲭鱼	● 鸡胸肉	● 鸡蛋

(资料来自第六次修订的日本食品成分表)

附录 **2**

助力**HIIT**训练更轻松！

只留活力不疲劳！

拉伸运动

助力 *HIIT* 训练更轻松！只留活力不疲劳！
拉伸运动

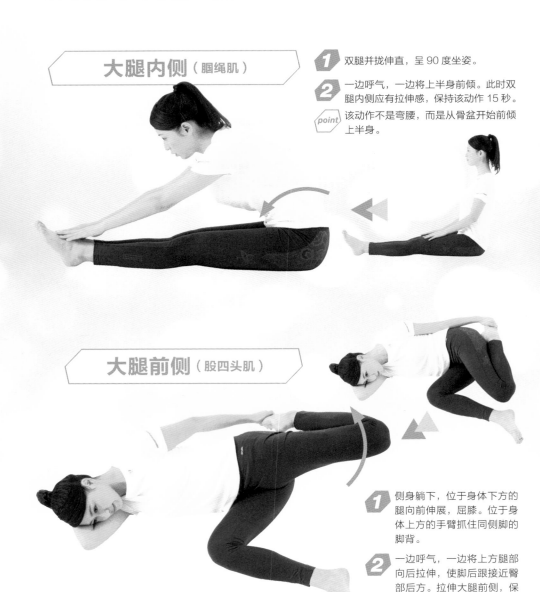

大腿内侧（腘绳肌）

1 双腿并拢伸直，呈 90 度坐姿。

2 一边呼气，一边将上半身前倾。此时双腿内侧应有拉伸感，保持该动作 15 秒。

point 该动作不是弯腰，而是从骨盆开始前倾上半身。

大腿前侧（股四头肌）

1 侧身躺下，位于身体下方的腿向前伸展，屈膝。位于身体上方的手臂抓住同侧脚的脚背。

2 一边呼气，一边将上方腿部向后拉伸，使脚后跟接近臀部后方。拉伸大腿前侧，保持这一姿势 15 秒。

认为自己运动量不足或者体力不够的朋友，大多是身体柔韧性不够。

诚然，运动不足或者过度的劳累会使身体肌肉僵硬，

一旦恶化，不仅肌肉酸痛、疼痛会伴随而来，

甚至在肌肉训练中无法掌握到位的动作，

这就降低了运动效果。

因此在这里，我们为大家介绍几种伸展运动，

帮助您更加到位地完成动作，并且运动过后不留疲劳。

运动前伸展关节可使动作更流畅，

运动后也可避免肌肉疼痛及拉伤。

如果您觉得自己身体的局部部位有僵硬症状，

那么将这些伸展运动配合 HIIT 训练无疑是您的不二之选。

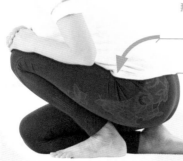

小腿肚（比目鱼肌）

双膝跪地，臀部放在脚上，支起一侧膝盖。将上半身前倾在大腿上。此时小腿肚应有拉伸感，保持该动作 15 秒。注意脚后跟一定要保持在地板上。

股关节周围（臀大肌、髂腰肌）

 双脚并拢直立。

 一只脚向前迈出一大步。

 保持脚步位置不变，蹲下身体并前倾，直至肘部触摸至地板。此时脚根部应有拉伸感，保持该动作 15 秒。

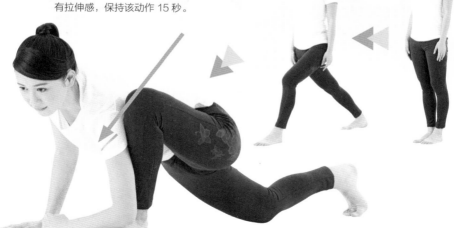

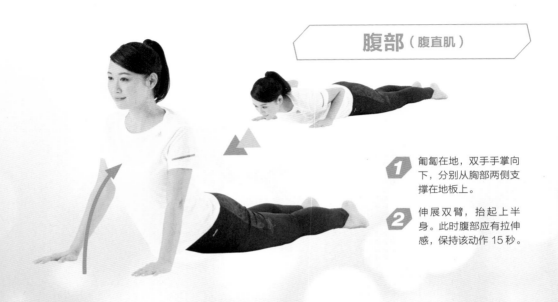

腹部（腹直肌）

1 匍匐在地，双手手掌向下，分别从胸部两侧支撑在地板上。

2 伸展双臂，抬起上半身。此时腹部应有拉伸感，保持该动作 15 秒。

背部（竖脊肌）

1 身体与地面呈 90 度坐姿，抬膝，双手食指穿过膝盖下方，食指相扣。

2 一边呼气，一边弯曲背部，使腰部向后仰。此时腰部、背部以及颈部应有拉伸感，保持该动作 15 秒。

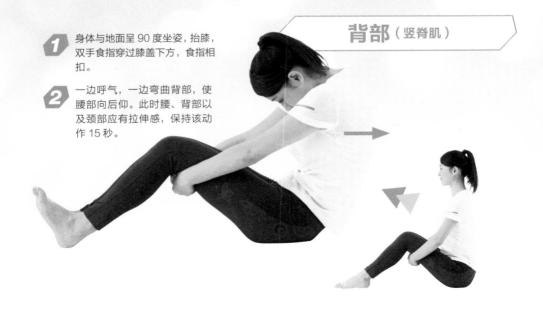

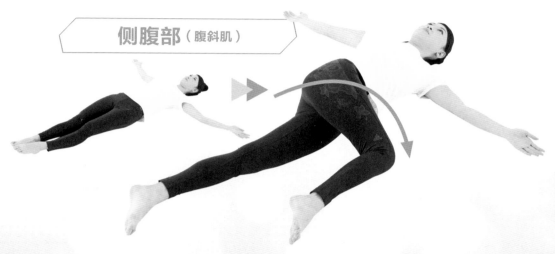

侧腹部（腹斜肌）

1 仰卧在地，双臂伸展与身体呈90 度，手掌向上。

2 一条腿跨过另一条腿放置于地板上，膝盖成直角。此时侧腹部应有扭转拉伸感，保持该动作 15 秒。

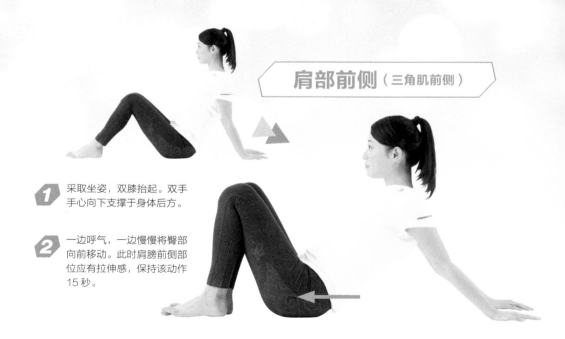

肩部前侧（三角肌前侧）

1 采取坐姿，双膝抬起。双手手心向下支撑于身体后方。

2 一边呼气，一边慢慢将臀部向前移动。此时肩膀前侧部位应有拉伸感，保持该动作15 秒。

肩部旁侧及后侧（三角肌旁侧、后侧）

1 身体直立，单手伸展至身体前方，手心朝上。另一只手臂从肘部下方环过。

2 伸展的手臂以肩膀为根部旋转，将手心朝向身体正面。拉近手臂，此时肩部周围应有拉伸感，保持该动作约 15 秒。

躯干 + 肩胛骨周围

1 身体面对墙壁，双足展开约为肩宽。双手举过头顶，手掌支撑于墙壁。

2 一边呼气，一边弯曲上半身，将臀部向后方推出。此时上半身应有拉伸感，保持该动作约 15 秒。

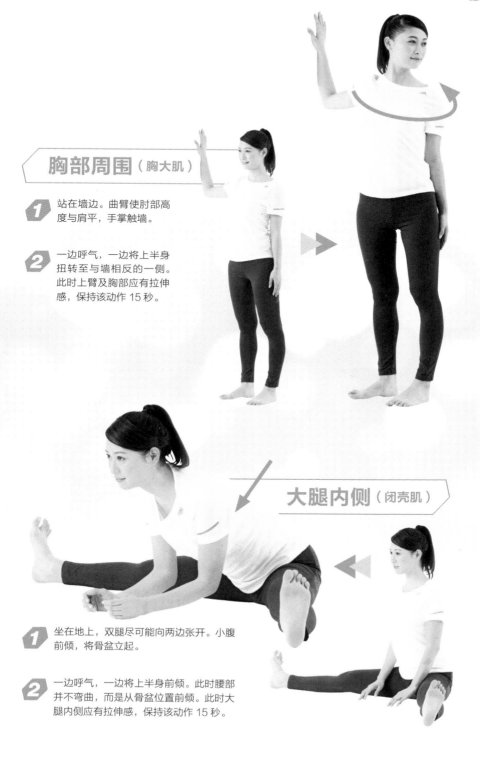

胸部周围（胸大肌）

1 站在墙边。曲臂使肘部高度与肩平，手掌触墙。

2 一边呼气，一边将上半身扭转至与墙相反的一侧。此时上臂及胸部应有拉伸感，保持该动作 15 秒。

大腿内侧（闭壳肌）

1 坐在地上，双腿尽可能向两边张开。小腹前倾，将骨盆立起。

2 一边呼气，一边将上半身前倾。此时腰部并不弯曲，而是从骨盆位置前倾。此时大腿内侧应有拉伸感，保持该动作 15 秒。

运用 **HIIT** 可以锻炼的肌肉位置分布图

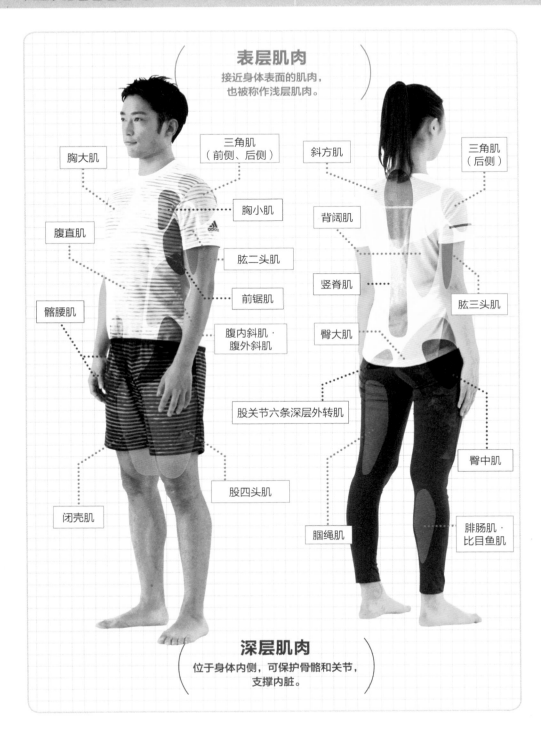

表层肌肉
接近身体表面的肌肉，
也被称作浅层肌肉。

胸大肌

三角肌
（前侧、后侧）

斜方肌

三角肌
（后侧）

胸小肌

背阔肌

腹直肌

肱二头肌

竖脊肌

前锯肌

肱三头肌

髂腰肌

腹内斜肌·
腹外斜肌

臀大肌

股关节六条深层外转肌

臀中肌

股四头肌

闭壳肌

腘绳肌

腓肠肌·
比目鱼肌

深层肌肉
位于身体内侧，可保护骨骼和关节，
支撑内脏。

图书在版编目（ＣＩＰ）数据

HIIT燃脂训练手册 / （日）冈田隆著 ； 马娅楠译
. -- 北京 ： 人民邮电出版社，2017.12
ISBN 978-7-115-46266-4

Ⅰ. ①H… Ⅱ. ①冈… ②马… Ⅲ. ①减肥－基本知识
Ⅳ. ①R161

中国版本图书馆CIP数据核字(2017)第165177号

版权声明

免责声明

内 容 提 要

　　HIIT 是高强度间歇训练法的简称，它可以在短时间内帮助人们快速燃烧脂肪，是世界公认的健康、高效的减脂方法，目前已风靡全世界。

　　本书首先介绍了 HIIT 的减脂原理，并为久不运动的人士提供了唤醒身体、摆脱僵硬身体状态的训练方案，帮助他们为进行 HIIT 减脂训练做好准备。然后书中用分步骤图解的方式，详细讲解了能够迅速降低体脂的 HIIT 训练动作，每个动作均有教学视频，扫码即可观看。书中不仅有正确、错误动作对比，还有容易和困难两个版本的变式动作供读者选择。此外，本书还配有饮食建议和拉伸训练，是一本科学、全面的减肥指南。

◆ 著　　　　[日] 冈田隆
　 译　　　　马娅楠
　 责任编辑　裴　倩
　 责任印制　周昇亮
◆ 人民邮电出版社出版发行　　北京市丰台区成寿寺路 11 号
　 邮编　100164　电子邮件　315@ptpress.com.cn
　 网址　http://www.ptpress.com.cn
　 北京市雅迪彩色印刷有限公司印刷
◆ 开本：700×1000　1/16
　 印张：8　　　　　　　　2017 年 12 月第 1 版
　 字数：134 千字　　　　 2017 年 12 月北京第 1 次印刷
　 著作权合同登记号　图字：01-2017-0535 号

定价：49.80 元

读者服务热线：（010）81055296　印装质量热线：（010）81055316
反盗版热线：（010）81055315
广告经营许可证：京东工商广登字 20170147 号